デザイン思考と
医療機器イノベーション

誰もが世界の医療に貢献できる！！

著 中尾浩治
　　八木雅和

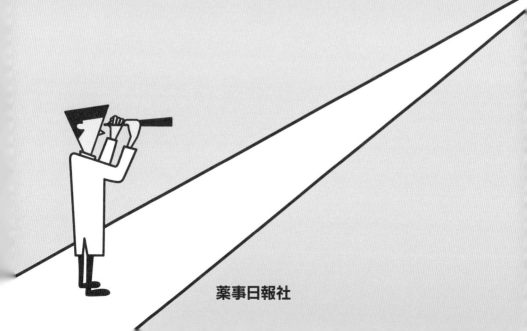

薬事日報社

はじめに

　本書は、医療機器のイノベーションを学ぶための参考書であり、教育プログラムであるバイオデザインの副読本でもあります。2015年に東北大学、東京大学、大阪大学が、スタンフォード大学で実践されているバイオデザイン（BIODESIGN）という医療機器の事業化教育プログラムを導入しました。さらに2019年に広島大学が同プログラムを導入し、フェローシップコースを開設しました。日本にバイオデザインを導入した者の一人として、バイオデザインとはどのような教育内容なのか、その特徴、面白さ、難しさなどを実体験を交えながら解説するとともに、どのようにしたらイノベーションを起こせるのかについて書いてみました。

　バイオデザインは、直接的には医療機器分野でイノベーションを起こすための教育プログラムですが、それだけでなく、フェロー（生徒のことをこう呼びます）に対し起業マインドを醸成し、スタートアップまでを推進する総合的な事業化教育プラットフォームでもあります。科目は、疾病の基礎的な知識や医療機器に関わる研究開発戦略、許認可規制、医療保険制度、市場分析に加え、事業計画の立て方や資金調達方法などを網羅しています。しかし、日本は一般的に新規事業に取り組む活動なり意識なりが低く、このような科目だけではこの日本的課題に対応できません。そこで日本のバイオデザインでは（会社を起こすか否かは、最終的には個人的な決断とコミットですが）、フェローに自分でも会社を始められると思ってもらえるような体験プログラム、「エクスターンシップ（学外体験授業）」というものを設けています。これがどのようにフェローに受け止められたかを本書第5章にまとめてみました。そのほか、2015年から2019年までの4年間のプログラムの実績を調査し結果を示しました。バイオデザインについて知りたいと思っている皆さんの具体的な参考に

なればと思います。

　本書の読者としては、学生や大学院生、それから既に社会に出ている人達を考えました。医学系、理工系、人文系を問いません。いわゆる理系であっても文系であっても医療機器の開発に携わることには大きな意義があります。自分達が手掛けた医療機器が国内外で広く使われることを想像してみてください。これは即ち、世界の医療に貢献することを意味します。こんな素晴らしい取り組みはありません。しかしながら、国内の大学を調査したところ、医療機器開発に総合的に取り組んでいる大学はほとんど見当たりませんでした。総合的にと言いましたが、それは医療の価値、技術的な解決策、そして事業としての意義までを包括して、という意味です。当然ながら、そのような教科書もありませんでした。

　医療というと医薬品に焦点が当たりがちですが、世界の競合状況から見ると、日本にとってはむしろ医療機器の分野に大きなビジネスチャンスがあるのではないかと筆者は思っています。今後も要素技術や基盤技術の開発など学究的な研究・開発は必要ですが、それに加えて、医療機器開発（事業化までを含めた）を実学として本格的に取り組めば、世界に日本の大学の力を示すことができると思います。僭越ながら特に大学関係の方々に手にとってほしい本です。

　日本は欧米に比し起業意識が低く、従って起業数も少ないのが実情です。理由はともかく、新規ビジネスを生むスタートアップ企業は、日本経済の新陳代謝および成長にとって大きな役割を担っていると思っています。本書は、医療機器分野で起業するためのプラットフォーム教育を解説している本でもありますが、医療機器以外の分野でベンチャーを起こしたいと思っている人やベンチャーを推進したいと考えている人にとっても参考になる内容を提供しています。

　筆者の実感として、医療機器市場に参入したいと考えている企業が増えています。景気に影響を受けにくいとか、付加価値が高いとかの理由が背景にあるのではないでしょうか。医療機器市場は医療に関係するためほとんどの国で一定の規制を受け、その面でやや参入のハードルが高い市場だと感じている方もいらっしゃるでしょうが、少し勉強するなり専門家の助けを借りれば十分に対応できる市場だとわかると思います。市場に参入するに際して、実はそれ以上に、何を考え、何を検討すれば良いのか、が重要です。そこを理解するための参考書として本書以上の

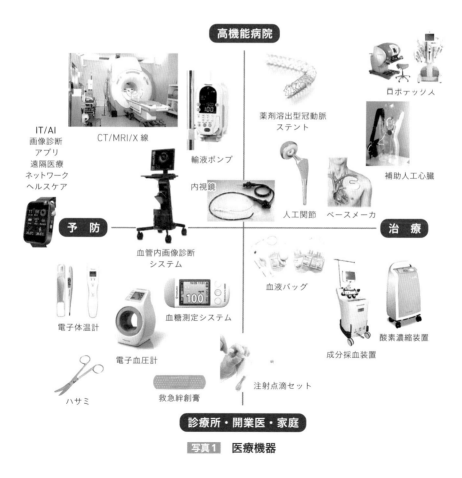

写真1　医療機器

ものはないと自負しています。

　既存の医療機器メーカーにとって本書はどのように役に立つでしょうか。メーカーとして製品の改善や改良は日常的に進めていることと思いますが、特にイノベーションを実現したいと考えている企業にとって大変参考になるものと思います。社内であれ、オープンであれ、イノベーションを実現させるための具体的な要因を考える重要なリファレンスになると思います。

　行政の方にも読んで頂きたいと思っています。内閣府、経済産業省、厚生労働省、文部科学省、都道府県の行政の方々はイノベーションを推進する立場であり、自国産業を育成するために色々な政策を実施されてきました。そのことに敬意を表しますが、それに加えて我々のようなアプローチがあっても良いのではないかと考えます。本書は、総論でなく具体例をベースに何が大事か、必要かという観点からイノベーションの実現に向けた教育と実践について話を展開しています。より効果のある政策・施策を検討する上で参考になれば幸いです。

　なお、本書では「医療機器」という言葉を使っています。その医療機器の範囲ですが、再生医療のほか、IT関係の技術が大きく展開しており、データやAIの活用が急速に進んでおり、そうした分野も含めています。また、在宅・自宅で使う医療機器やネットワーク、アプリも広がっており、ヘルステックという言葉が使われています。これらを含めるとMedical Technologies もしくは略して MedTech（＝メドテック）という方が正確でしょう。ただし、それに相当する良い日本語がないこと、医療機器という言葉に馴染んでいる方が現時点では多いという背景から、本書では「医療機器」を使うことにしました。

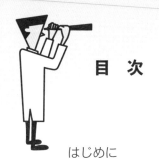

目　次

体験談

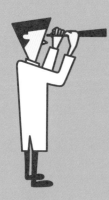

1

No Business,
No Innovation

イノベーションの概念

　イノベーションという概念は正確に理解されているでしょうか。いまだに「技術革新」という言葉を使うメディア、「発明」や「発見」と同レベルに位置づける人、「農耕民族には向いていない」、「クレージーな人にしかできない」と発言する人がいるのが現状です。最近は「技術革新」という表記が少なくなり「イノベーション」とカタカナ表記が多く見られるようになりました。

　概念に対する理解を深めるため、2つの大学で行われている「イノベーション」教育に触れてみたいと思います。2008年から始まった慶應義塾大学大学院システムデザイン・マネジメント研究科と、2009年に設立された東京大学のi.schoolです。イノベーション教育の先駆け的な動きだと言えます。

　慶応義塾大学大学院システムデザイン・マネジメント研究科（SDM）の前野隆司氏は、イノベーションを起こせるアイデアの必須条件を、①見たこともない聞いたこともないこと、②実現が可能なこと、③物議を醸すこと —— とし、そうしたアイデアを「観察・発想（アイディエーション）・試作（プロトタイピング）」から成るデザイン思考と、「木を見て森を見る・計画的なデザイン・確実な評価と検証」から成るシステム思考の2つを組合せることにより、イノベーションへとつなげる取り組みを行っていると述べています。

　こうした取り組みの過去の具体的な事例として、都市構想、美と健康の製品、イノベーション・ハブ（不動産関係）、パッケージ（商品包装）、水のインフラなどがあり、前野氏がSDMを社会課題解決活動と呼んでいるように、これら事例はまさにイノベーションを通して社会課題の解決

を目指すものです（慶應義塾大学大学院システムデザイン・マネジメント研究科編『システムデザイン・マネジメントとは何か』慶應義塾大学出版、2016）。

　i.schoolは5つの理念を設けています。①新しいリーダーシップの育成、②人間中心のイノベーション、③クリエイティブ思考のための知の構造化、④社会問題をイノベーションの機会へ、⑤リアルな体験の提供——です。これらの理念の下、目標として、①創造性を求められる課題を与えられた時に最適なワークショッププロセスを計画できるようになること、②新しくてインパクトを生み出すモノやコトを創る成功体験を積み重ねること——を掲げています。

　そしてイノベーションのプロセスを、①理解（調査、観察、分析）、②創出（アイデア出し、グループワークによる新しい価値のあるアイデア出し＝アブダクション）、③実現（事業を実施し、社会の変革を起こす）——としています。

　i.schoolを立ち上げた堀井秀之氏は、これらの活動の概念を社会技術論（Sociotechnology）と言っています（堀井秀之『社会技術論－問題解決のデザイン』東京大学出版会、2012）。

　2つの著作で述べられているイノベーションプロセスを、バイオデザインも取り入れているデザイン思考（第2章で詳しく述べます）によるイノベーションプロセスと比較すると図表1のようになります。

　イノベーション教育は、自然科学にも人文科学にも属さず、かつMBA（経営修士）教育とも異なります。SDMやi.schoolの教育が示すように実学であり、「社会イノベーション学」と呼んでも良いかもしれません。実

図表1　イノベーションプロセスの比較

デザイン思考	SDM	i.school
共感と現場観察	観察	調査・観察・分析
課題を見つける	同左	同左
ニーズを同定する	同左	同左
チーム	グループ	グループ
アイデア出し	発想	創出(アイデア)
プロトタイプ	試作	
最終解決策 （ビジネス提案）	最終解決策 （社会問題解決）	実現 （社会問題解決）

学であることを理解した上で大学などでの教育が広がれば、イノベーションが社会にも正しく理解され、より促進されると考えます。関連著書として、例えば下記のものがあります。イノベーションを考える上で大変参考になりますのでご興味のある方は是非、目を通してみてください。

- バーナード・ロス著、庭田よう子訳『スタンフォード大学dスクール－人生をデザインする目標達成の習慣』講談社、2016
- ティム・ブラウン著、千葉敏生訳『デザイン思考が世界を変える』早川書房、2014
- デヴィッド・ケリー、トム・ケリー著、千葉敏雄訳.『クリエイティブ・マインドセット－想像力・好奇心・勇気が目覚める驚異の思考法』日経BP社、2014

「イノベーション」という概念は、オーストリア出身の経済学者ヨーゼフ・シュンペーターが『経済発展の理論』(1912年)という著書の中で提唱したもので、それは生産技術、資源、労働力の3要素を従来と異なる仕方で新結合することであり、経済発展にとって不可欠なものであるとしています。また、イノベーションについて、オーストリア出身の経営

学者・社会学者ピーター・ドラッカーは、より優れた、より経済的な財やサービスを創造することだと言い（ドラッカー著、上田惇生訳『イノベーションと企業家精神』ダイヤモンド社、2007）、日本の経営学者野中郁次郎は、知識創造を通じて社会的な変革を導き、より良い社会を作ることだと言っています（野中郁次郎『イノベーションの本質』2007年5月、日本学術会議150会総会特別講演）、野中郁次郎・勝見明『イノベーションの作法－リーダーに学ぶ革新の人間学』日本経済新聞出版社、2007）。3人の考えは、どれも社会経済活動がイノベーションの前提となっています。

医療機器イノベーションの定義

　上記を踏まえ、医療機器のイノベーションをどう定義するか。筆者は次のように考えます。

「医療現場にインパクトのある新しい価値を有する医療機器を持続的に届けること」

　「医療現場」とは、病院やクリニックなどの医療機関であり、医療機器によっては在宅や家庭も含まれます。そこに関わるステークホルダー（関係者）は患者本人であり、医療従事者（医師、看護師、リハビリ専門家、経営者、事務）であり、また家族でもあります。「価値」は、インクリメンタル（改良・改善）な価値か、イノバティブ（革新的）な価値かの線引きは難しいものの、「インパクトのある新しい価値」という言葉でイノベーションの価値を表してみました。当然ながら、新しく開発された医療機器が医療現場で使われ、患者や医療を益することが最終目的であります。そのためには「持続的に届ける」が不可欠であり、ここに社会経済活動である「事業」の意味を込めました。事業または事業化は、実用化、商業

化、社会実装、平たくいえば、商売、儲けるなどに言い換えることもできますが、本書では事業・事業化（ビジネス）という言葉を一貫して使います。「持続的に届ける」の「届ける」には、許認可、生産、流通、マーケティングを通じて、価値を医療現場に届けるという意味を込めています。

このように定義した理由は、日本ではイノベーションを主に「技術革新」と訳し、ともすると事業と切り離されて取り扱われる傾向があるためです。ある記事に「イノベーションを社会実装する」と書かれていましたが、社会実装をして初めてイノベーションとなるはずなのに、この表現では意味が通りません。医療現場にインパクトのある新しい価値を持った医療機器が届けられてイノベーションが成立する、即ち、シュンペーターなどの3人が示すように、イノベーションは事業が前提であり、本書も同じ立場でのイノベーション論です。

即ち、No Business, No Innovation です。

ニーズからスタートするということ

バイオデザインという医療機器イノベーション教育プログラムの最も大きな特徴は、ニーズから出発することです。何故でしょうか。対象分野が違えば技術を優先することはもちろんあるでしょう。ただし、医療機器を対象にして考えると、ニーズを優先することはかなり重要なアプローチです。本書の大きな前提となっているので、最初の本章で説明しておきます。

改良・改善の場合、どこを、何を改良・改善したいのかは明確に決まっており、それに向かって技術的解決を図ることになります。では、イノベーションの場合どうでしょうか。分野によってアプローチは異な

ると考えています。

　ここでは、医薬品と医療機器、検査関連機器を比較しながら、イノベーション（開発）の手法について説明します。開発手法を理解するために、ニーズ（目的）とシーズ（技術）どちらを優先して開発に取り組むかを見ます（ニーズドリブン対シーズドリブン）。ニーズドリブンとは、まず医療ニーズを自ら設定し、そのニーズを解決することに向かって開発を進めるイノベーションのアプローチです。対して、シーズドリブン（技術誘導型）とは、既に明確なニーズがあって、それに向かって開発を進めて行くイノベーションの手法です。

医薬品

　開発がスタートする時点で医療ニーズは明確です。どのような疾病や医療的な問題を改善・治療するかという目的（ニーズ）が設定され開発がスタートします。医薬品の開発は典型的なシーズドリブン型です。

医療機器

　医療機器開発の歴史を見ると、世の中にない新しい要素技術を開発して医療機器を開発したというより、その時代にある既存の技術を組み合わせて新しい医療機器を開発したというケースが多いのではないでしょうか。例外もあります。CT（コンピュータ断層診断装置）とMRI（磁気共鳴画像診断装置）です（いずれも開発者はノーベル賞を受賞しました）。80年代からインターベンションという医療手技が開発され始まりましたが、関連の医療機器を見ても、世の中に全くなかった素材や生産技術を発明し適用した例は筆者の知る限りありません。医療機器のイノベーションは、厳密に実証することは難しいのですが、ニーズドリブン型が主です。

検査関連機器

　測定装置や試薬などから構成されますが、試薬は検査項目を決めてから技術開発に取り組み、装置は、時間、コスト、使い勝手、精度を向上させるなどの目的（ニーズ）を決め、開発を手がけるのが通常です。即ちこの分野では、シーズドリブン型の開発が主であるといえます。例外の1つはPCR（ポリメラーゼ連鎖反応）です。開発者はノーベル賞を受賞しました。

　上記の見方はイノベーションを対象にしたもので、あくまで筆者の経験に基づいたものです。同じ医療機器でも改善・改良の場合は何を良くしたいかという前提は決まっており、ほとんどシーズドリブンであると言えます。

　バイオデザインではニーズを徹底的に検討し同定するというプロセスが、シーズを検討する前に行われます。今まであまり取り組んでいないアプローチですが、トライするだけの価値はあります。

　しかし、筆者は、医療機器のイノベーションはニーズドリブンもしくはシーズドリブンのどちらかで実現されなければならない、と主張するつもりはありません。この方法なら絶対に成功するという方法がないのがイノベーションです（もちろん、絶対に成功するという方法がないのはイノベーションに限りませんが）。会社のトップがイノベーションを実現しろと命令したところで実現しません。しかし、上記のような歴史を参考にしつつ医療ニーズをスタートとして開発プロセスを検討するということには学ぶべき多くのことがあります。どのような開発アプローチを採用するのであれ、ニーズとシーズの関係を理解しつつ、事業化までの開発プロセスを予め検討しておく必要があるのではないでしょうか。

参考までに、医療機器ということでなく、総体的なイノベーションに関する以下のような興味深い内容の論文と報告書があります。興味のある方は一度目を通されては如何でしょうか。

- Lee Fleming "Perfecting Cross-Pollination" Harvard Business Review, September 2004 Issue
- Drew Trafton et al. The Invisible Gorilla Strikes Again: Sustained Inattentional Blindness in Expert Observers. Psychological Science. July 17, 2013. p.1848-1853.

　リー・フレミング（Lee Fleming）は、多様性のあるメンバーが取り組んだテーマの方が総体的にイノベーションにつながる傾向を示していると言い、トラフトン・ドリュー（Trafton Drew）らは実験を行い同じ専門の人だけによる判断にありがちな盲点を指摘しています。イノベーションの要因を考える上で大事な要因に言及していると思われます。

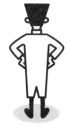

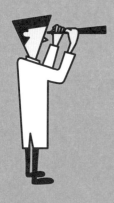

2

デザイン思考

デザイン思考の歴史

　ピーター・ロウが、1987年に出版した建築や都市設計についての本 "Design Thinking"（日本語版：鹿島健二編『デザインの思考過程』鹿島出版会、1990）で、初めて「デザイン思考」（Design Thinking）という言葉を使ったと言われています。シリコンバレーの関係者の間では、アイディオ（IDEO）という会社の創立者（創立1991年）の一人であるデヴィッド・ケリーがビジネスに応用したと理解されています。

　「デザイン」という言葉の意味ですが、日本語では普通、意匠、色、形のまとめ方という意味で使われ、英語にもそのような意味はあるのですが、一義的には、計画する、目的に向かってプロセスを設計する、企画することを意味します。デザイン思考のデザインはこのような意味です（参考：『広辞苑第七版』、"Cambridge English Dictionary"）。自然科学のように厳密に定義づけられた概念ではないのですが、デザイン思考に基づく課題解決プロセスの特徴は、①共感を通して現場観察から課題を見つける、②意味あるニーズを同定する、③チーム・ワークによりニーズ解決のアイデア出しをする、④プロトタイプを製作しアイデアを可視化する、⑤テストとフィードバックで最終解決策に到達する、などであると言えます。

スタンフォード大学バイオデザイン

　医療機器のイノベーションに焦点を当てたバイオデザインという教育プログラム（スタンフォード大学では特に「バイオデザイン・イノベーション・プロセス」と呼んでいる）は、2001年に米国のスタンフォード大学で始まりました。その創設者は、ポール・ヨックです。循環器内科医であり、インターベンション治療の分野で世界的に利用されている有名

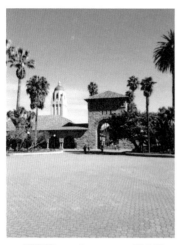

写真2　スタンフォード大学
キャンパス

なラピッド・エクスチェンジ（Rapid Exchange）の発明者であり、イノベーターでもあります。彼を中心に医療機器開発にデザイン思考を取り入れ生まれた教育プログラムがバイオデザインです。"Biodesign"という名前ですが、"bio"は、我々が良く知っている"biology"（生物学）を直接的に表すのではなく、医療機器を含む広い医療なり人体なりを表す言葉です。"design"は"design thinking"（デザイン思考）に由来しています。そういう意味での"Biodesign"です。

　バイオデザインの教育プログラムで使用される教科書が"Biodesign － The Process of Innovating Medical Technologies"です。2010年に初版が、2015年に第2版がケンブリッジ出版から発行されています。日本語翻訳

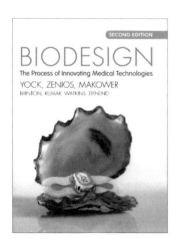

写真3　BIODESIGN SECOND EDITION

版は、2015年10月に初版が、2022年8月に第2版が薬事日報社から発行されています。内容は、大きく分けてIDENTIFY（医療ニーズを特定する）、INVENT（そのニーズに対し技術的な解決を図る）、IMPLEMENT（事業化とまとめる）という3段階のフェーズから成っています（第4章と第5章で詳しく述べます）。なお、バイオデザインの教育課程は、スタンフォード大学の学部・学科には属していません。即ち、そこで学んでもデグリー（学位）は

与えられず、与えられるのは修了証だけという実学であります。あくまでイノベーションを起こすための教育である、と考えればデグリーに重きをおかないという方式は納得がいくのではないでしょうか

　スタンフォード大学のバイオデザインプログラムは、数多くの実績を挙げ、関連する発表や論文も多く出されるようになっており、医療機器イノベーションの教育方式として米国内はもちろん、欧州の大学でも採用されてきています。アジアではインドが国としてバイオデザインを取り上げ、全インド医科大学でその活動が始まり、次にシンガポールで取り上げられました。このようにバイオデザインの教育手法は世界に広がりを見せています。

イノベーションの事例

　参考のためにスタンフォード大学のバイオデザインプログラムからどのようなイノベーション医療機器が生まれた（起業に至った）のか、具体例を図表2に示します。

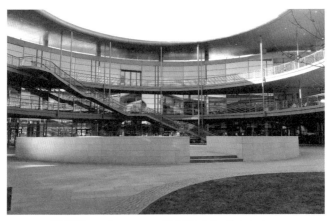

写真4　スタンフォード大学バイエルセンター

バイオデザイン修了生の起業事例

会社名	項　目	説　明
①iRhythm Technologies, Inc.	機器の目的	装着型心電計、患者自身が装着し数日間のデータを蓄積する
	医療分野	循環器
	特記	NASDAQに上場、21年度第1四半期の売上＄2億6300万
②Zenflow, Inc.	機器の目的	良性前立腺肥大のインターベンション治療
	医療分野	泌尿器科
	特記	4か国で治験中
③Lully Sleep(商品名)	機器の目的	小児夜驚症
	医療分野	小児
	特記	現在米国で消費者に対し販売中
④Kerberos Proximal Solutions, Inc.	機器の目的	カテーテルによる下肢静脈の血栓除去
	医療分野	血管外科
	特記	2006年、Foxfollow社に＄3200万で買収される
⑤Shockwave Medical,Inc.	機器の目的	冠動脈治療(砕石術)
	医療分野	循環器
	特記	2020年売上＄6780万
⑥PrescientSurgical	機器の目的	腹部手術の感染軽減
	医療分野	腹部外科
	特記	欧米で販売中

①https://www.irhythmtech.com（最終アクセス2021年4月18日）
②http://www.zenflow.com（最終アクセス2021年4月18日）
③https://www.lullysleep.com（最終アクセス2021年4月18日）
④https://biodesign.stanford.edu/our-impact/companies.html（最終アクセス2021年4月18日）
④https://www.biospace.com/article/foxhollow-technologies-announces-agreement-toacquire-b-kerberos-proximal-solutions-b-for-approximately-32-million（最終アクセス2021年4月18日）
⑤https://shockwavemedical.com（最終アクセス2021年4月18日）
⑥https://www.prescientsurgical.com（最終アクセス2021年4月18日）
⑥https://biodesign.stanford.edu/our-impact/technologies/prescient-surgical.html（最終アクセス2021年4月18日）

　筆者は、米国でバイオデザインの講義を受け持った際に、起業を考えている人に手を挙げてもらいました。たちまち、半分ぐらいの人から手が挙がり、いかにも聞くだけ野暮、当然という反応で、日米の差を感じた瞬間でした。

　バイオデザインの目的は医療機器イノベーションを検討し、具体的にまとめ、提案することですが、もう1つ大事な役目があります。それはこのような教育を通してリーダー人材を育成することです。社会を引っ張ってゆく人材の育成は、これからの日本を考える時に非常に重要な課題だと思います。

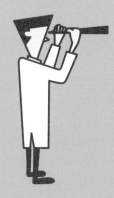

3

日本の
バイオデザインプログラム

　本章から日本のバイオデザインプログラムの構成や特徴、実践などについて説明します。バイオデザインプログラムを成功させる基本的な要因は、①教科書を取り入れた教育プログラム、②ファカルティ（先生）と優秀かつやる気のあるフェロー（生徒）、③運営を支える資金──だと考えます。

教科書

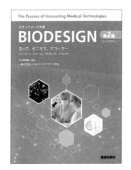

**写真5　バイオデザイン
第2版（日本語版）**

　日本のバイオデザイン（以下「ジャパンバイオデザイン」ともいう）教育の内容は第4章で詳しく述べますが、これが教科書です。

　参考までに、国内で入手できる医療機器開発についての参考書をリストします〔図表3〕。最後の2冊を除き、バイオデザインの教科書と比較すると開発アプローチ、イノベーショ

図表3　医療機器開発の参考書

タイトル	著者等
『医療機器開発ガイド第2版－開発前から市販後までのステージ別、規制対応の指針』じほう、2022	菊地真
『医療機器の基礎知識第2版』薬事日報社、2008	（財）医療機器センター
『医療機器開発支援ハンドブック（令和3年3月）』handbook_202103.pdf（med-device.jp）	内閣官房（健康・医療戦略室）、文部科学省、厚生労働省、経済産業省
『医療機器　生い立ち・役目と働き・望まれる姿』真興交易医書出版部、2010	久保田博南
『医療機器開発とベンチャーキャピタル』幻冬舎メディアコンサルティング、2016	木下創、池野文昭
『シリコンバレー流産学共同』メディアアルファ、2016	池野文昭

（佐久間一朗編集代表『医用工学ハンドブック』エヌ・ティー・エス、2022より一部改編）

ン、事業に対する考えの違いが浮き彫りになると思います。

プログラムの概要

　ジャパンバイオデザインプログラムの期間は10か月です。5月に開始し翌年の2月に修了します。修了するには医療機器イノベーションの具体的なビジネス提案をまとめることが求められます。10か月毎日フルタイムの授業を受ける必要はありませんが、平均するとフルタイムの60%ぐらいの時間のコミットが必要です。企業から派遣される人は会社の仕事もある程度こなしながら参加しています。東北大学、東京大学、大阪大学で行ったバイオデザイン第1期〜第4期（2015年〜2019年）の人材や資金などについて以下に紹介します。

人材

フェロー

　まず生徒であるフェローについて。各大学1期1チーム編成で、合わせて41名のフェローで始めました。1チームの最大定員は4名です。2名、3名のチームもあります〔図表4〕。現在は、東北大学1チーム、東京大学

図表4　大学別チーム構成人数

	東北大学	東京大学	大阪大学	合　計
第1期	3	3	4	10
第2期	2	2	4	8
第3期	4	4	4	12
第4期	4	3	4	11
合　計	13名	12名	16名	41名

2チーム、大阪大学2チームと、チームが増えました。ここに来てようやくバイオデザインの名前が知られるようになり、応募人数が増えてきたからです。筆記試験は設けていませんが、面接、コミュニケーション能力、英語をポイントに選抜を行っています。フェローから授業料は徴収していません。優秀かつやる気のあるフェローが徐々に増えています、とはいうものの、まだまだ宣伝活動やリクルート活動は大変大事です。応募人数が増えればより質の高いフェローが集まります。

　図表5、6、7にフェローのプロフィールを示しました。平均年齢33歳、工学系が21名、医学系が19名、人文科学系が1名です。キャリアとして

図表5　フェローの入学時の年齢

年　代	人　数
20代	8
30代	27
40代	6
平均年齢 33.0歳	計 41名

図表6　フェローの修了時の学歴

学　歴	人　数
医薬学系（医学、歯学、薬学）	19
工学系	21
人文科学系	1
合　計	41名
博士	20
博士課程	6
修士	12
修士課程	1
学部	2
合　計	41名

Learning by "See One, Do One, Teach One"

八木雅和（やぎまさかず）
大阪大学ファカルティ、エンジニア

"See One, Do One, Teach One（見る、実際にやる、教える）"
という言葉があります。これは、新しいことを学ぶ際のバイオデザインのアプローチの仕方です。

医工連携プロジェクトを行った経験はあったものの、製品を上市するまではいかず、医療機器分野における許認可、保険収載、販売など事業化に関する部分の知識もほとんどありませんでしたが、ともかく、バイオデザインのグローバルファカルティー研修（教師育成プログラム）を受けました。

ニーズを定義するフレームワークや定義したニーズの使い方のプロセスを学んだり、イノベーションチームのプロジェクトを見学したり、議論に加わりました。これがSee Oneです。その中で、ニーズの大切さは何か、どのようにニーズを見つけてどのように取り扱うのか、について、徐々に「分かったつもり」になりました。一方で、メンターから、「ニーズのインサイトやスコープの設定が大切！」と何度もいろんな場面で熱く教えてもらったのですが、今から考えると理解が浅く、完全に腹落ちはできてなかったようです。

次は、学んだことをもとに自らバイオデザインプロセスを実践するというDo Oneです。当然といえば当然ですが、「知っていることと実践することとは大違い」であることを痛感しました。プロセスを進める中で日々大量の疑問が溢れたのですが、そのことを通して自分が

何を分かっていなかったかが明らかとなりました。特に、事業化の部分についてメンターの支援を受けながら勉強し直しました。ニーズらしきものを見つけてものづくりをするだけでは駄目で、サステイナブルな事業として成り立たせるという視点で価値にフォーカスすることが重要であるという大きな気づきを得ました。この視点を持つことで、何となくニーズを見つけるだけではうまくいかず、ニーズのインサイトやスコープの設定が重要であることを認識しました。

最後の Teach One です。実際にフェローを教えることを開始しました。自分とは異なる専門性やキャリアの背景を持つ生徒が当然ながら素の質問をします。でもそのような疑問に答えることで See One, Do One の学習では得ることができなかった、自分では気がつかない理解の浅い部分を認識させられました。特に、インサイトとは何か、ニーズのブラッシュアップをどの程度すべきか等の質問は、とても本質的で、彼らと議論を進める中で自らの学びを深めることができました。10か月間のフェローシッププログラムで、ある生徒が異なるフェーズで「講義やメンタリングで言われていたことが、今、分かりました」ということを3回も言っていた記憶があります。おそらく、プログラムが進むにつれ See One, Do One を通し、理解が進み、納得感が得られた結果としての発言なのではないかと思います。

教育に携わっている人は誰でも生徒にどうコミュニケートしたら分かりやすいか、どうしたら刺さるのかという視点で教え方を改善し工夫していると思いますが、私が特に意識していることは、自分にはない視点です。気付いていなかった見方を知ることで新しい学びが得られるからです。質の高い人材を輩出することを目的に自分自身の学びを深めフェローに還元したいと考えております。

図表7 **フェローの修了時のキャリア**

キャリア	人　数	内　訳
企業派遣者	18(44%)	医療機器専門メーカー9名、それ以外9名
医師	11(27%)	
大学院生	9(22%)	医学系6名、工学系3名
会社を辞めて(無職)	2(5%)	
自営業	1(2%)	
合　計	41名	

は、企業からの派遣者が全体の44%と大きな比率を占めていますが、今後は企業派遣者でない方が増えるのではないかと思います。なお、図表には出していませんが、41名のうち女性は7名(17%)と残念ながら少なく、今後増えていくことを願っています。

ファカルティ

次に教える側の先生(ファカルティと呼ぶ)ですが、最初、ファカルティになる人達にはスタンフォード大学が毎年実施している約6か月間の集中研修、グローバル・ファカルティ・トレーニング・プログラムを受けてもらいました。このプログラムは、米国外の大学の教員にバイオデザインと指導方法を伝えるというものです。今は日本でもかなり人材のプールができましたので、すべてのファカルティがこれを受けるわけではなく、必要に応じて受けるという段階に来ました。やはり学んでから後、教えるということは大変大事です。学ぶ、教えるというプロセスを経験することにより、教え方のコツを掴むことができるようになります。

講義は多岐に渡りますので、ファカルティに加え、各分野の専門家を講師に採用しています。医師、ブレインストーミングによるアイデア出し(Ideation)の専門家、財務の専門家、経営の専門家、許認可の専門家、医療保健制度の専門家、知的財産・特許の専門家、プレゼンの専門家、

図表8　ファカルティ等の人数		
ファカルティ		7名
ファカルティ・アシスタント		2名
専門講師（プレゼン、アイデア出し、デザイン思考、知的財産、PMDA（医薬品医療機器総合機構）、許認可、保険償還、非臨床、臨床、開発、マーケティング、チームラーニング、経営経験者、ビジネス全体、メンタリング）		39名

チームラーニングの専門家などです。これらの講師は不可欠です。ファカルティと専門講師という教師陣がいないとプログラムは成立しません。そのほか、先生予備軍としてアシスタントを置いています。バイオデザインを修了した人で、各々の得意分野でファカルティを補助し講義を担当する人材です〔図表8〕。

　日本市場に適したプログラムということを考え、スタンフォード大学の内容に加え、許認可や流通については日本の実情を説明します。特許も日本の制度を教えます。また、日本のプログラムに独自の企画として、フェローをシリコンバレーのベンチャー企業に2週間〜4週間派遣しています。エクスターンシップと呼んでいます。一般的に日本の起業活動・起業意識が低いことは既に述べた通りですが、エクスターンシップの目的は、「百聞は一見にしかず」を通して会社を立ち上げるための起業マインドを醸成することです。

資金

　ジャパンバイオデザインを運営する資金ですが、最初は行政から、例えば橋渡し研究費などの助成金を、そしてメーカーからは寄附金を、大学からは人や場所の提供を得て運営していました。現在は各種有料セミナーを実施していること、行政からのバイオデザイン委託事業を受けていることなどから一定の収入があり、ようやく収支が見合う段階に来ま

した。フェローから授業料を得ていないだけに、資金確保は毎年、重要課題です。今後も、資金問題が無くなることはないと思いますが、リーダー人材の育成という観点から頑張っているのが実態です。なお、バイオデザインは、導入当初は日本メドテックイノベーション協会が、次に日本バイオデザイン協会が運営していましたが、2019年から日本バイオデザイン学会が運営しています。

学内の位置づけ

前述したとおり、各大学とも学位授与はなく修了証のみです。ただし、大阪大学では医学部、工学部の学生に対し単位取得を認めています。

東北大学　東北大学病院　臨床研究推進センター バイオデザイン部門
東京大学　東京大学　医学部附属病院　バイオデザイン部門
大阪大学　大阪大学　大学院医学系研究科

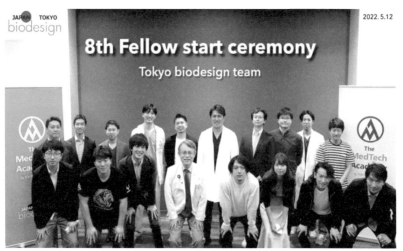

写真6　プログラム開始に向けて集合

開発スピードの鍵は人材

桐山皓行（きりやまひろゆき）
東京大学ファカルティー、医師

　バイオデザインのプロセスは、Identify（ニーズの特定）、Invent（コンセプトの創出）、Implement（事業化）という３つのIのフェーズで進めます。各フェーズで医学・工学・ビジネスの異なるスキルセットを求められるため、医師・エンジニア・ビジネスと様々な背景を持つメンバーでチームを編成し、プログラムを学び、医療機器開発に取り組みます。しかし、そのように編成したチームであっても、開発を進めていく過程でスキル不足という壁にぶつかることがあります。この場合、バイオデザインでは、開発をスピーディーに進めることを念頭に、Diversity & Inclusionをキーワードに必要なスキルを持った人を探す努力をします。

　医療機器イノベーションを学ぶ日本のバイオデザインプログラムは発足して約８年が経ちましたが、ようやく、Diversity & Inclusionの実践を通して、様々なスキルを持つメンバーや集団のサポートを得られるようになりました。一つの例を挙げると、発足当初Inventの部分に少し弱さを感じていましたが、高速プロトタイピングを専門とする「本郷テックガレージ」のサポートを得ることが出来ました。最近では、この方々にお願いし、コンセプト創出の段階でプロトタイピングのワークショップをフェローに提供してもらっています。

　何と言っても開発のスピードの鍵は人材です。今後もチームに限定するのではなく外部の様々なスキルを持った人を見つけ、一緒に取り組み、イノベーション開発を促進していきたいと考えています。

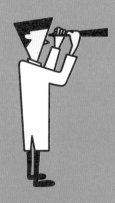

4

プログラムの構成

　日本のバイオデザイン全体のプログラムも、大きく3つのフェーズから構成されています。IDENTIFY＝ニーズの特定、INVENT＝コンセプトの創出、IMPLEMENTATION＝事業化です。その下にステージが6つあり、科目数は29です〔図表9〕。詳しくは教科書を参照してください。

　このリストに入っていませんが、本格的授業に入る前に、「ブートキャンプ」と呼ぶオリエンテーションを設定しています。もう1つは既に述べた「エクスターンシップ」です。これはプログラムの後半に実施します。それぞれ第5章で詳しく述べます。

　プログラムは、医療機器開発や事業化についての必要科目が良く網羅されています。一方、全体のプログラムがどのようなコンセプトで組み立てられているかという観点で見ると次のように図示できます〔図表10〕。何故イノベーション（No Business, No Innovation）なのか、何故デザイン思考なのか。このコンセプトを理解すると、全体の流れや科目の組み立てがご理解頂けるのではないでしょうか。より効果的に科目を学習するためのアプローチがデザイン思考です。それはチーム編成、現場観察、アイデア出しなどですが、これらも第5章で実際の活動を詳しく述べてみたいと思います。

図表9 全体の構成

フェーズ	ステージ	科 目
IDENTIFY ニーズの特定	ステージ1 ニーズ探索	1.1 戦略的フォーカス
		1.2 ニーズ探求
		1.3 ニーズステートメントの作成
	ステージ2 ニーズ選別	2.1 病態の基礎
		2.2 既存の解決策
		2.3 ステークホルダー分析
		2.4 市場分析
		2.5 ニーズの選択
INVENTION コンセプトの創出	ステージ3 コンセプト創造	3.1 アイデア出し
		3.2 最初のコンセプトの選択
	ステージ4 コンセプト選別	4.1 知的財産の基礎
		4.2 許認可規制制度の基礎
		4.3 保険償還の基礎
		4.4 ビジネスモデル
		4.5 コンセプト探求と評価
		4.6 最終コンセプト選択
IMPLEMENTATION 事業化	ステージ5 戦略策定	5.1 知的財産戦略
		5.2 研究開発戦略
		5.3 臨床戦略
		5.4 許認可規制戦略
		5.5 品質マネジメント
		5.6 保険償還戦略
		5.7 マーケティング・ステークホルダー戦略
		5.8 販売と流通戦略
		5.9 競争優位性とビジネス戦略
	ステージ6 事業計画立案	6.1 運営計画と財務モデル
		6.2 戦略の統合とコミュニケーション
		6.3 資金調達方法
		6.4 代替出口戦略

（バイオデザイン第2版）

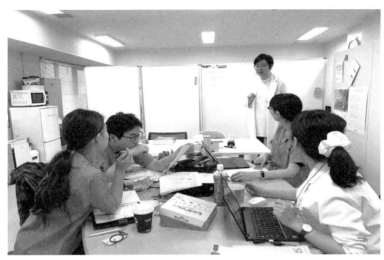

写真7 チームとファカルティの授業風景

図表10 ニーズスタートの医療機器イノベーション

ニーズからのスタート

医療機器に
関連する科目

事業に
関連する科目

デザイン思考
アプローチ

医療機器イノベーションの提案

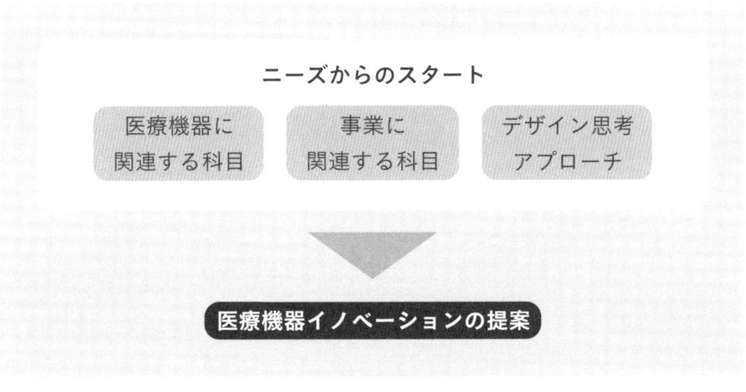

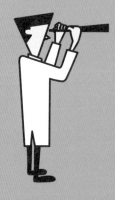

5

プログラムの特徴

この章では、ブートキャンプ、ニーズからのスタート、現場観察、プロトタイピング、エクスターンシップなどバイオデザインプログラムの特徴を説明します。

1 ブートキャンプ

プログラムの最初に約3週間程度のオリエンテーションを行います。各プロセスを説明すると同時に、事例を使って最後の事業化計画までを一通り体験します。医療ニーズの定義の仕方、技術解決のコンセプトの作り方、プロトタイプ製作、事業化計画のプレゼン（ピッチ等）の作り方などです。これをサイクルとして2回行います。加えて、専門家による講義も行います。項目としては医療機器業界、医学、知財、投資・財務、許認可制度、保険償還制度、ビジネスモデル、チームダイナミクスなどの基本知識です。より詳細にはプログラムで教えますが、ブートキャンプで概論的な知識を得てもらいます。内容によっては3大学集合の講義を行いますが、少なくとも同じチームになったメンバーが一緒になってブートキャンプをこなします。

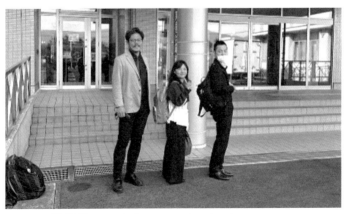

写真8　ファカルティ、アシスタント、フェロー

② ニーズからスタートする

バイオデザインの最大の特徴がニーズからのスタートです。シーズ（技術）と分けて検討する理由は、最終的にニーズとシーズをつなげ、両者を融合させ製品化するものの、シーズをひとまず横に置いて、ニーズにフォーカスするためです。工学系の人はともすれば、自分の熟知している技術や自分が思いついた技術の展開にどうしても目が行きがちです。工学系でなくても自分の考えに固執する傾向は誰にでもあります。技術とニーズを分離し、バイオデザインの場合、ニーズに焦点を絞り活動を開始します。

ニーズを見つける第一ステップは医療現場の観察（次項で述べます）ですが、まず1チーム200程度の医療ニーズをリストしてもらいます。これは結構大変です。「200」の意味は、すぐにニーズを絞り込み、ベストなニーズを同定するなどということは無理なので、まずは「質より量」、どしどし多くのニーズを見つけ、考えることが重要であるという意味です。いわば頭の体操です。必ず200でなければならないということではありま

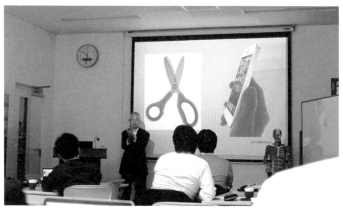

写真9　イノベーションについての講義

せん。現場を観察する、数多くのニーズを見出す、勉強するというサイクルを通して見る目＝考える力をシャープにしてもらいたいのです。

ニーズは、ステートメントという形式で定義します〔図表9：科目1.3〕。参考までに、あるチームのニーズステートメントを紹介すると、次のとおりです。NYHA（ニーハ）はNew York Heart Associationの略で、心不全の重症度分類のことです（軽度Ⅰ～重度Ⅳ）。

5

「退院したNYHA ⅡもしくはⅢの心不全患者を在宅で継続的にリハビリし、1年以内の再入院率を有意に減少させる方法」

「退院したNYHA ⅡもしくはⅢの心不全患者」が「在宅で継続的にリハビリする」という機会を通し、「1年以内の再入院率を有意に減少させる」ということを医療価値（ニーズ）として定義しています。このような記述がニーズステートメントです。簡単そうですが、意外と難しい。ニーズをどのように定義すべきかは、フェローが正確に理解するのに時間がかかるところです。単に慣れていないこともありますが、ニーズの定義であるにもかかわらず、そこに技術的解決方法（シーズ）を入れてしまうという典型的な間違いを犯すことが往々見受けられます。何度も記述しながら、医療ニーズの定義づけを身につけていくしかありません。

次に200のニーズから1つないし2つのニーズに絞り込みます。この過程をニーズの選択（Needs selection）と呼びます〔図表9：科目2.5〕。バイオデザインの教科書にどのような項目を使って選択するのかの例が掲載されています。即ち、一般的には①疾病メカニズム（そのニーズに係る疾病の原因・機序は解明されているか）、②既存の解決策＝治療法（そのニーズに対して既存の解決策はどの程度対処できているか、ニーズと既存の解決策の間にギャップはあるか）、③ステークホルダーへのインパ

クト（患者、医師、病院への恩恵）、④市場規模・競合動向分析 ── の項目を用います。そして各因子の点数付け、重み付け、ニーズ分類（ブルースカイニーズ、混合ニーズ、インクリメンタルニーズ）などの方法を用い、それを繰り返すというプロセスを経て最終ニーズの選択に行き着きます。そして、ニーズ視点で求められる要求事項を整理し、選択に用いるニーズ判断基準（ニーズクライテリア）を設定します。具体的には、基本的に有効性、安全性、使いやすさ、コストなどについて、Must Have（必須）と Nice To Have（望ましい）を設定します。

この過程を3か月程度教えますが、最終的にニーズがまとまるのに6か月から8か月（コース全体は10か月）を要するぐらい大変な知的作業になります。良い意味で、フェローが大変苦労するプロセスです。

全過程を4人のチームで取り組み、アイデア出しなどを実施しながら進めます。最初の4年間で2483のニーズが書き出され、最終的には15のニーズステートメントにまとまりました。

③ 現場観察

ニーズからスタートする活動の第一ステップは医療現場での観察です〔図表9：科目1.2〕。まず観察を実施するにあたって、病院（病院経営者・職員、患者等）の同意を得ることが必要です。予想以上に手間と時間がかかります。バイオデザインについての説明をして理解を得るようにしますが、やはり現場に当事者以外の人が同席や立ち会いすることに抵抗があるのでしょう、実際、協力を断られるケースもありました。関係者には丁寧なアプローチが必要ですし、このような課題があることを頭に置いて取り組む必要があると思います。バイオデザインを理解し、全体として協力してもらえる病院を確保しておくと良いのではないでしょうか。

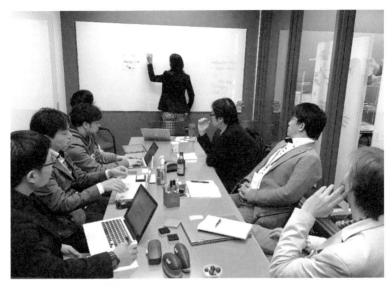

写真10 熱心に授業を聞くフェロ

　現場観察の前に、フェローに対して事前に見学内容、処置、患者に対する接し方、清潔・不清潔ゾーンなどの説明をします。ともかく患者さんに対し、医療従事者に対し失礼のないよう、最低限のルール、態度についての事前教育はマストです。

　こうした事前準備を行い、テーマとした疾病に関連する現場、例えば、診察室、手術室、リハビリ、在宅に行きます。合計日数は10日から15日ぐらいです。可能であれば複数の現場（施設、診療科）に入ることをお勧めします。

　医療現場に接する目的はニーズの探求〔図表9：1.2〕ですが、フェローが医療や患者さんに対し感情移入する、即ち、共感するということも大事なプロセスです。これはニーズを選択する際にも大きく影響します。これもデザイン思考の一部です。

医療現場観察のノウハウ

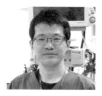

中川敦寛（なかがわあつひろ）
東北大学ファカルティー、医師

医療機器イノベーションのプログラムはニーズからスタートしますが、その第一ステップはクリニカルイマージョン（医療現場観察）です。観察を実りのあるものにするには、メンバーが五感を駆使し十分な時間を共有しながら行うことが大切であり、受け入れる医療側の協働も重要です。効果的な観察結果を生むには幾つかのポイントがあると考えています。

1.「現場観察」から始まる取組みはチーム差が生じやすいので注意すること

    観察開始からコンセプト創出までの期間にはチーム間で約60倍の速度差があるという調査結果が出ました。大きく影響を及ぼした要因は「ニーズの定義づけ」がうまくできない、次に医療現場での「質問力」それと「プロセス全体のデザイン」でした。

2.「アウトプット」について最低限のコンセンサスが必要

    観察の結果、医療機器イノベーションに向けて誰がどのレベルの企画をいつ判断するか、などアウトプットのイメージについてチームメンバーで最低限のコンセンサスを得ておくことが大事です。可能であればアイデアを収束させるための条件も検討しておいてください。この2つがあるとスピードと合理性が両立することを感じました。

3. 創造的かつ合理的なアウトプットの鍵はヒューマンスキルとネットワーク

   良い結果を出すチームにはヒューマンスキルの高いメンバーがいました。すぐに仕事に結びつくかどうか別にして、色々な人たちとネットワークを積極的に築いていくと、後でそれが役立つことが往々にしてあります。すべてを自分たちで発見する必要はありません。教えてもらう、会話しながらヒントをもらうこともあるでしょうし、相手からそれだったら助けることができますよ、と思いがけない声がかかることもあります。人的ネットワークは現場観察だけでなく最後の事業化まで全体を通して大変貴重な財産です。

4. 事例の紹介

   ①施設によって手術回数が違うことに注目し、その差の要因を掘り下げ医療ニーズを特定した、②24時間のペイシェントフローを分析すると同時に、医者・看護師・理学療法士の動きを観察し、意味のある課題を抽出できた、③複数の救急隊員に対し聞き取りをしたことが一層レベルの高い解決コンセプトに繋がった、④ペイシェント・ジャーニーを上手くイラストで表現でき意義のあるインサイトが得られた ── など。

最大の教訓は、良い結果を生むにはバイオデザインの軸となる手法やアプローチを活用することが大事だということ、それなしでは難しいと感じます。バイオデザインのほか、当病院では医療現場に企業からの人を受け入れるアカデミック・サイエンス・ユニット（ASU）というプログラムを設けています（57社、3000名以上の方が受講）。上記はそこで得られた知見も反映した考察です。

現場観察と同時並行して、疑問に思ったことを専門医に直接確認する、資料や論文を読む、医療統計を調べる、などの学習活動は不可欠です。そのことで初めて理解が深まり、意味のある観察にたどり着くと考えています。例えば、患者の立場になり、その患者に関わる診断、治療、予後までの各々の時間、全体の時間、どのような医療行為を受けるのかなどを調べることは、もちろん現場観察がきっかけとなるわけですが、資料調査や統計調査などは必須です。

　メンバーによっては医療現場や患者さんや医療従事者の活動を初めて見る人もいて、そうした人はフォーカスした疾病や医療手技について深掘りする時間が足りないと感じるかもしれませんが、最初に取り組む医療現場の観察には大きな価値があります。

４ シーズ検討の仕方

　選択した最終のニーズに関して、メンバーの多様性を生かしながらチームで解決策を考案します。このフェーズを我々はコンセプトの創出（技術解決）と呼びます〔図表9：ステージ3、4〕。まずは、ここで可能な限り、質より量にフォーカスしたアイデア出しを全面的に実施します。そして、創出されたアイデアについて、解剖学的部位、作用機序、学術分野等で分類してコンセプト・マップの作成を行い、バイアス（思い込み）がないか、抜けや漏れがないか確認します。また、医師、エンジニアがチームメンバーにいたとしても、外部の専門家からのインプットは不可欠です。テーマとした疾患や問題に関する外部の医師の意見を聴いたり、必要に応じて外部のエンジニアの意見を聴いたりすることが必要だということです。幅広く意見を聞き、なぜそうなのか、他の方法・手段はないのか、を確認します。その際には、同時並行的に関連する論文や資料調査をすることも大事です。また、簡単な工作道具を使ってプロトタイプを製作

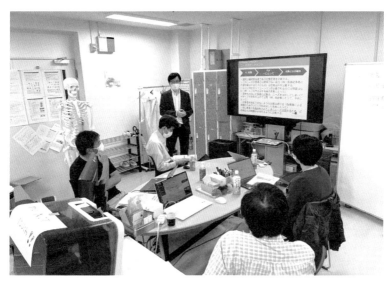

写真11 色々な器具のある部屋での講義

5

し、初期的な検証を行ってみることは大変効果的です。

　次に、考えついた技術解決策（100程度のコンセプト）から選別を行います。やり方は、まずニーズステートメントとニーズクライテリア（判断基準）を満たす解決策を選択します。ニーズクライテリアのMust Have（必須）機能を満たさないものは選択されません。この段階で、自分が"好む"解決策に合わせてニーズステートメントやニーズクライテリアを変更したくなることもありますが、解決策に合わせてニーズを変更すると失敗するリスクが高くなります。

　最後に、選択した2個〜8個程度の解決策について、技術的な実現性、知財、許認可、保険償還、ビジネスモデルなどの課題とリスクを検討し、最終的な解決策を選択し、事業提案にまとめます。

5 アイデア出し

　ブレインストーミング（ブレスト）は、専門講師に指導をお願いしています。我々の場合、メンバーがブレストでアイデアを交換する際の大事なルールとして、①Defer judgment（急いで良い悪いの判断をしない）、②Encourage wild idea（突拍子もないアイデアを歓迎する）、③Build on the idea of others（メンバーのアイデアと自分のアイデアをつなげる）、④Go for quantity（まずは質より量）、⑤One conversation at a time（私語を慎む）、⑥Stay focused on the topic（本題から脱線しない）、⑦Be visual（視覚的に示す）―― を設けています〔図表9：科目3.1〕。

　ブレストを効果的に実施するには、メンバーがブレストのやり方にある程度慣れることが大事です。その辺りのコツは専門家の指導に従います。ブレストでは、突拍子もないアイデアや逆方向からのアイデア、エクストリームユーザー向けのアイデアなど様々なアイデアが出て来ますが、それには自分の出したコンセプトなりアイデアへの執着を中和する効果がありますし、本題への接近の仕方を教えてくれる効果もあります。

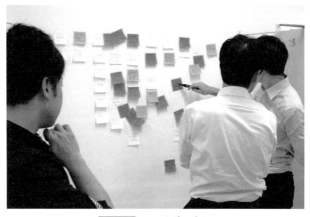

写真12　アイデア出し

6 質より量

　ニーズと同様、アイデアも数(量)をこなすことが必要です。最終的に質の高い結論にたどり着く重要なアプローチです。アイデアは、あくまで途中経過であるものの、頭で汗をかき、チームとしてともかく数を稼いでください。それが、意味のある結論にたどり着く近道と考え、チャレンジです。

7 プロトタイピング

　テープ、ハサミ、カッターナイフ、ホッチキス、紙、糊など簡単な工作道具は当然ですが、その他、カテーテルのサンプル、臓器モデルなどを用意します。プロトタイプを作り、頭の中にあるアイデアを目に見える形にすることで、言葉で表現する以上にアイデアに対するチームメンバーの共通理解が得られます。たまにではありますが、自分の考えをプロトタイプにしてみたつもりが、実際にできたものが自分の考えていたものと違うものだったという例もあります。プロトタイピング(プロトタイ

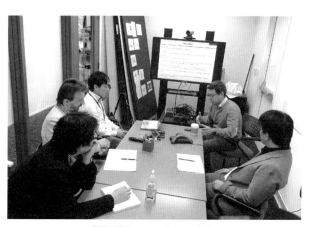

写真13　チームでの議論

ブレストの醍醐味

西内大祐（にしうちだいすけ）
専門講師、企業研究職

　バイオデザインでの Ideation プロセスは 7 つのルールを用い ブレインストーミング（ブレスト）を行いますが、ルール、となるとややかしこまってしまいますので、指導する際は、説明は そこそこにまずデモンストレーションを行います。事務局、オブザーバー等、受講生以外の人がホワイトボードの前に出てお手本を示します（部外者が急に話し出すのが面白いのです！）。ブレストを 2 回、行います。当然ながら 1 回目は慣れていないので問題の多いブレストです。「どうすれば日本のお菓子のハッピーターンを米国の西海岸でたくさん売ることができるか」というテーマで開始します。

Aさん：日本風の味、例えば明太子味を出すといいと思う。（まだ何も書かない）
Bさん：かさばるものは流通コストがかかるから向かないよね。ネットで販売すると良いかも。（Aさんは機嫌悪そうにスマホをいじり始める）
Cさん：ダメダメ、西海岸は乾燥しているからパサパサしたのは好かれない。クリームを入れるといいよ。
Aさん：うぇー不味そう、絶対売れませんよ。

Cさん：コーヒークリームとか、アメリカ人は好きかも

Aさん：はい、もしもし（電話がかかってきて受ける）、あ、その件ですよね……

Bさん：ドローンで配送するとか、このあいだテレビで見たんですけど……

これで終わり、すぐに2回目を開始します。テーマは同じです。

Aさん：明太子のような日本風の味がいいと思う。（ポストイットに書いてすぐ貼る）

Bさん：いいですね、焼き明太子も香ばしくていいですね！（以下同様に書く、貼る）

Cさん：それは良い！　焼くといえばカツオのたたきとか？

Aさん：あぶりサーモンも寿司ネタでありますね。

Bさん：いいですね、そうだ、あぶりカキも。よだれが出てきます。

Cさん：このあいだバーベキューで焼きマシュマロやりました。おいしいですよね。

Aさん：バーベキューといえば、焼きズッキーニ、知っていますか？

　これで終わり、受講生に何が2回目は良かったかを聞くと、本人達からルールに関する指摘が次々に挙がります。そうした後で受講生同士でのブレストを行うとルールを最大限に活用し、楽しそうにたくさんのアイディアが出てくるようになります。

プ製作）は、チームメンバーのアイデアを可視化したり、検証したり、チーム内のコミュニケーションを良好にしたりするための大事なツールでありプロセスです〔図表9：科目4.5〕。

8 チームで取り組む

　バイオデザインのすべてのプロセスはチームで取り組みます。これはデザイン思考の大事なアプローチです。異なるキャリアや教育背景を持った人達でチームを編成しますが、チームを編成できたからといって実際にプロセスが理想的に運ぶという保証はありません。しかし、一人よりチームでの取組みの方が明らかに効果的です。チーム編成をして取り組むことの意義をフェローに尋ねましたが、評価点は5点満点中4.78点とかなり高く、その意義は理解されたと思われます。

　チームを実際に運用する際に大事な考え方がチームラーニング（チーム学習）です。チームラーニングのコンセプトは、メンバーの心理的安全性を確保しチームを機能させることにあります。メンバー間のコミュニ

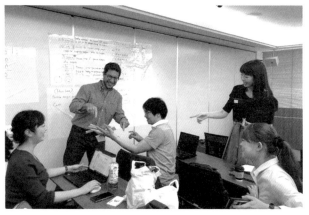

写真14　白熱するチーム

ケーションの取り方（言葉、態度、感情、相手に対する理解など）に関し「他人との調和と率直な物言いはどちらが大事か」という究極の問題設定を鍵とする学習です。

　チームとして目標を達成するには、チームの調和やヒエラルキーを重視するよりも、フラットなコミュニケーションを優先し、何よりも様々なアイデア出しをすることが重要です。そこで、そのようなコミュニケーションを促すためのコーチングやメンタリングを目的として、第2期から、チームラーニングの専門講師にお願いし、年4回の指導を開始しました。内容は、ゲームを通しての関係構築、チームの目的を達成するために率直な意見が重要であることの認識、メンバーの性格・背景などに対する相互理解など、心理的安全性について学ぶものです。

　日本の社会的ヒエラルキー（年齢、職業、男女など）や忖度文化に深く関係する部分があり、フラットな関係のチームは難しいだろうと予想していました。アンケートを取ってみると、初めの3つの質問に対してまずまずの効果が見られましたが、4番目の質問については、やはり61%と多くの人が全体のプログラム修了間際でもチームメンバー同士で率直に話すことに難しさを感じていたとの反応でした〔図表11〕。

　なお、ジャパンバイオデザイン第1期〜第4期を振り返っての感想ですが、すべてのチームに医系ないし工学系のメンバーを配置できたことは良かったと思います。一方で、チームを編成できたとしてもチームを効果的に運営することの難しさを感じ、その点今後も継続的に改善に取り組む必要があると思いました。

5

チーム編成／チームラーニングの思い出

二松史哉（ふたまつふみや）
大阪大学第2期フェロー、企業研究職

　バイオデザインプログラムは、10か月間、4名の「チーム」で一丸となって活動しますが、私のチームは、心臓血管外科医、光学部品メーカーの役員、医療機器メーカーの研究職2名、というバラエティに富んだ編成でした。初めて一堂に会した際、ある人は自らの経験を饒舌に話し、あるメンバーはひたすら沈黙を貫き、私は緊張してただオロオロしている、といった状況。「果たしてこの4名がチームとしてまとまる日が来るのであろうか……」と大きな不安を感じたことを覚えています。

　ところがまとまるのです。それはひとえに「チームラーニング」の効果によるものです。見ず知らずの他人がいきなり1つのチームを組み、共通の目標に向かって全速力で進むためには丁寧かつ適切なチーム形成プロセスが必須でした。このプロセスは、「心理的安全性の確保」が大前提となっています。チームラーニングの講師指導のもと、自らの背景や自分の強み・弱み、そしてこのプログラムで何を成し遂げたいかを率直かつ徹底的に語り合います。並行してテスト等も活用し、自分自身ですら気づいていなかった自らの内面をメンバーにさらけ出すのです。プログラムが進むにつれてメンバーの中でモチベーションのズレが発生することもありましたが、定期的にチーム再構築のためのメンタリングセッションを開催し、そういったズレを丁寧に取り払っていき、より高い次元でのチーム形成を行う努力をしまし

た。こうして最初はぎこちなかったチームに、「このメンバーであれ
ばどんなことを言っても大丈夫」という安心感が構築されて来ました。

　プログラムも終盤に差し掛かったある春の夜、修了へ向け切羽詰
まった状況の中、少しずつメンバー内に鬱憤が溜まっていたのでしょ
う、遂にあるメンバーの不満が爆発しました。半ば喧嘩のような激し
い口論になったのですが、その時、一人のメンバーから「今こそチー
ムとしてまとまるべき！」との強い意志の発言があり、緊急チーム会
議を自主開催することになりました。誰からともなく「そもそもこの
チームで達成したいことや各人の強みは……」という話が切り出され、
ただの感情のぶつけ合いだった議論が軌道修正され、チームラーニ
ング手法を自ら実践して更に一段高みに昇ることができました。いま
振り返って思えば、既にこの時点で我々のチームはあるレベルの下
地が形成できていたのだと思います。会議はそのまま緊急ビアパー
ティーになだれ込み、4次会までたっぷりと飲んで将来の希望を語り
合い、翌日仲良く二日酔いになったことは言うまでもありません。

　我々のチームは、今でも定期的に集まり近況報告を行っています。
第二の家族ともいえる、正に一生ものの関係を築くことができたと実
感しています。「チームラーニング」を適切に実施することによって、
確実にチーム形成ができたという達成感は私の中で大きな自信に繋
がっています。

5

図表11 チームラーニングについて（対象者2〜4期31名）

質　問	点数（5段階）	有効回答率
効果的なチームを運営する上でチームラーニングの専門講師およびファカルティによるメンタリングや支援は役に立ったか	4.48	100%
メンタリングや支援を受けて自分の態度や発言が変わったか	4.12	100%
メンタリングや支援を受けてチームがより効果的になったか	4.00	100%
メンタリングや支援を受け、全プログラム修了間近でもファカルティも入れたチームとして率直に話すことに難しさを感じていたか 　　　　　　　　　　　　感じていた 　　　　　　　　　　　　感じなかった	19名（61.3%） 12名（38.7%） 合計　31名	100%

注：最後の質問に対して"率直に話すことに難しさを感じていた"と回答した19名の回答内容は、チームメンバーに対して率直に話しにくいが5名、ファカルティに対して率直に話しにくいが4名、年齢差の関係で率直に話しにくいが2名、性別や職業的な違いによるものは0、無回答8名。

9 知的財産戦略

　ニーズを特定したら、次はコンセプト創造（最初の解決策の選択）段階に入ります。ここまで残ったアイデア（コンセプト）が、特許が取得できるものなのかどうかが問われます。10か月の期間内で関連の特許調査をして特許取得の可能性を吟味します。ウェブサイトで調査を行い、少し具体的になる場合は大学に相談します。また自分たちの技術案を実施する際に他の特許を侵害する可能性についてもチェックします。この両方は必須です。

　実際に特許庁に国際特許協力条約（Patent Cooperation Treaty：PCT）に基づく特許申請を行うのは会社を起こしてからがほとんどで、取得の国を決めるのも十分に時間（申請から30か月内）がありますので、タイミングを見て手続きすることになります。

教育期間中にチームのメンバーが考えついたアイデアの特許の権利ですが、我々バイオデザインの場合、基本的にはチームのメンバーでなく大学に属することにしています。従って、事業化でそうした特許が必要となるときは、大学から譲り受けて実施することになります。

10 事業科目の配置

図表12にバイオデザインの科目が「医療機器（開発）」、「事業」、「デザイン思考」のどの項目に関わるものであるかを分けて示しました。

医療機器を企画、開発し、事業化するまでの過程を考えると、概念的には、開発から着手し、最後に事業展開に至るという、いわば直線的な流れになりますが、実学であるバイオデザインでは、図表12に示すように、科目1.1から6.4まで、企画（デザイン思考）⇒開発（医療機器）⇒事業化のように直線的に進んでいくわけではありません。例えば、事業関連の科目はステージ1（ニーズ探索）に、それも最初の1.1「戦略的フォーカス」に組み込まれています。ここでは、疾病分野、地理的市場の選択、潜在市場規模などを検討します。事業関連科目は、その後ステージ2（ニーズ選別）の2.3「ステークホルダー分析」、2.4「市場分析」にも出てきます。さらに、ステージ4（コンセプト選別）のほとんど、4.1「知的財産の基礎」、4.2「許認可規制制度の基礎」、4.3「保険償還の基礎」、4.4「ビジネスモデル」、4.6「最終コンセプト選択」が事業関連ですし、5.5「品質マネジメント」を除くステージ5のすべて（5.1「知的財産戦略」～5.9「競争優位性とビジネス戦略」）と、ステージ6のすべて（6.1「運営計画と財務モデル」～6.4「代替出口戦略」）が事業関連の科目です。

バイオデザインプログラムは、このように事業関連の科目を中心としながら、医療機器関連とデザイン思考関連の科目が適宜配置されている

図表12 バイオデザインの科目と医療機器、事業、デザイン思考との関係

バイオデザインの科目 （バイオデザイン第2版の科目）	関わる項目		
	医療機器	事　業	デザイン思考
1.1　戦略的フォーカス		○	
1.2　ニーズ探求			○
1.3　ニーズステートメントの作成			○
2.1　病態の基礎	○		
2.2　既存の治療法	○		
2.3　ステークホルダー分析		○	
2.4　市場分析		○	
2.5　ニーズの選択	○	○	○
3.1　アイデア出し			○
3.2　最初のコンセプト選択		○	○
4.1　知的財産の基礎	○	○	
4.2　許認可規制制度の基礎	○	○	
4.3　保険償還の基礎	○	○	
4.4　ビジネスモデル		○	
4.5　コンセプト探求と評価			○
4.6　最終コンセプト選択	○	○	○
5.1　知的財産戦略	○	○	
5.2　研究開発戦略	○	○	
5.3　臨床戦略	○	○	
5.4　許認可規制戦略	○	○	
5.5　品質マネジメント	○		
5.6　保険償還戦略	○	○	
5.7　マーケティング・ステークホルダー戦略		○	
5.8　販売と流通戦略		○	
5.9　競争優位性とビジネス戦略		○	
6.1　運営計画と財務モデル		○	
6.2　戦略の統合とコミュニケーション		○	
6.3　資金調達戦略		○	
6.4　代替出口戦略		○	

ことが特徴です。そしてチームは、事あるごとに前に学んだ事業関連科目を振り返り、アップデートしながら前に進んで行くということになります。

　「事業」というと、「わかっています」という反応が多いのですが、実際の事業は複雑ですし、必ず頭を悩まします。知らない分野だと思って謙虚に学習されることをお勧めします。No Business, No Innovationを是非、念頭に置いて取り組んでください。

⑪ エクスターンシップ

　全体の後半ぐらいのタイミングで、フェローをシリコンバレーにある医療機器関係のベンチャー企業などに2週間（最長4週間）程度、派遣します。図表13が実際に訪れた先です。ベンチャーがどんな感じで経営されているのか、活動しているのか、などの実態の一端を目の当たりにしてもらい、起業についての勉強なり刺激なりにしてもらうことが目的です。

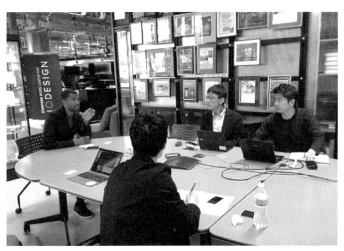

写真15　エクスターンシップ

訪問先	シリコンバレー	国　内	合　計
ベンチャー企業	24	1	25
インキュベーター	12	0	12
コンサルタント会社	0	3	3
投資会社	1	0	1
合　計	37名	4名	41名

注：インキュベーターであっても、ベンチャー企業として医療機器を開発しているところ
　　もあり、筆者の判断で業態の比重で分類した。

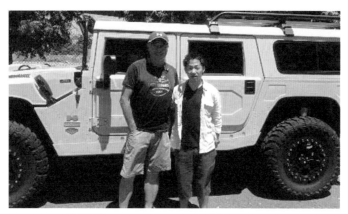

写真16　エクスターンシップ（屋外活動？）

　最初の4年間で41名全員がエクスターンシップ（学外体験授業）に参加
しましたが、タイミング的に海外へ出かけられない事情のあった4名は国
内のコンサルタント会社およびベンチャーを訪問してもらいました。

　エクスターンシップにおける活動の具体例を挙げると、社内会議への
参加、日本で考えたビジネスモデルに関する議論、日本市場の調査、CEO
（最高経営責任者）やその他のメンバーのシャドウイング（Shadowing：鞄
持ち）、相手の事業のプレゼンに対する議論、実験の手伝い、カダバーテ

図表14 エクスターンシップに対するフェローのコメント

	コメント（原文のまま）
第1期生	• 働き方、チーム力 • extreme case の設定、design thinking が勉強になった • 働き方、エコシステム • モチベーション、熱意、スピード • 失敗する、ブレスト • 人生が変わる時間だった、スピード・リスク • 仕事への向き合い方、やり方は1つではない • 判断が早い、上位者とフラットな関係 • エコシステム、試作のサイクルが早い • スピード、ベンチャーは目的が明確
第2期生	• ネットワークがある、スピード • 百聞は一見にしかず • 投資会社の仕事を実感することができた • 手法が大変勉強になった • Incubator という存在を初めて知った • Shadowing が勉強になった • ニーズからスタートする、技術者の自分としては勉強になった • ビジネス全体が勉強できた
第3期生	• ビジネスの世界を知った • 働き方や感覚が違う、スピード、エコシステム • 意識が変わった • 実際に見た、刺激を受けた • CEO の動き、デザイン思考 • 働き方、デザイン思考、お客から学ぶ • 事業の全体を学べた、エコシステム • スピード、エコシステム • 社員全体の熱い姿勢 • 許認可の進め方 • エコシステム • CEO の考え、動き
第4期生	• スピード、エコシステム • Exit と IP をベースにプロトタイプ作り • 働き方、チームの動き • 品質管理を思っていた以上に厳格にやっていた • スピード、会社の空気感 • エコシステム、事業として成立させること • エコシステム、CEO の姿勢 • 百聞は一見にしかず、貴重な機会であった、悲壮感がない • 相手型の問題を解決する、network をもっている • 空気を吸った、network ができた • 1人しかいなかった

注：第4期生最後の「1人しかいなかった」とコメントしたフェローは、訪問した会社の方がほとんどいない時期に当たってしまったため、本人には大変失礼した。

スト（死体を使ったテスト）への参加、日本と米国等の許認可規制に関する議論、顧客との面談に同行するなどです。

　図表14に第1期生〜第4期生がアンケートに答えたエクスターンシップに対するコメント全文を示します。これを見ると、どんな刺激を受けたか、読者の皆さんも察することができるのではないでしょうか。ロールモデルとしての実際のスタートアップ企業を訪問して、彼らイノベーターの話しを聞く、質問に答える、さらにイノベーターたちと金曜の午後一緒にバーベキューをするなどを通して、シリコンバレーのイノベーションを「百聞は一見にしかず」で理解してもらえたと考えています。

　また、バイオデザインのベストプログラムをフェローに選択してもらった結果を図表15にまとめました。エクスターンシップがトップでした。このようにスタートアップの実際に触れることがフェローにとって刺激

図表15　フェローが選ぶバイオデザインのベストプログラム

選択数	項　目
30	シリコンバレー訪問＝エクスターンシップ
26	ネットワークができた(フェロー、アルムナイ、ファカルティ、外部講師)
23	ニーズの選択
17	現場観察
10	知財・許認可・保険償還
6	事業化(開発戦略、計画立案、事業計画立案)
5	チームラーニング
5	ブートキャンプ
3	ピッチ・プレゼンテーションの作成や仕方
2	コンセプトの創出
合計127(1人あたり3.1回答)、有効回答率100.0%	

注：1人最大3回答までとしたが、2人が6つ、2人が2つの回答を記入しており、平均の回答数が3.1なのでそのまま採用した。

になり、自分たちでもできる、と思うことが如何に大事かが、フェローのコメントおよびベストプログラムの選択結果から伺えます。

12 プログラム全体の評価

以上、プログラムの特徴を述べましたが、最後にバイオデザインの全体についてフェローに対して行ったアンケートの結果を示します〔図表16〕。

今まで以上に注力すべき科目、改善すべき科目が浮き彫りになりましたが、総じて高い評価を得たという結果になったと思います。

図表16　バイオデザインプログラムに対するフェローの評価

項　目	評点平均 （5段階）	95%CI	「大変そう思う」、 「そう思う」の合計
1.　バイオデザインに入学して良かった	4.80	4.68, 4.93	100.0%
2.　可能であれば来期も続けたい	3.63	3.26, 4.01	58.6
3.　他の人に勧めたい	4.22	3.93, 4.51	80.4
4.　ニーズスタートのプロセスを学べた	4.71	4.55, 4.87	97.6
5.　事業化について学べた	3.73	3.47, 4.00	75.6
6.　チームラーニングを学べた	4.17	3.91, 4.43	85.4
7.　デザイン思考を学べた	4.36	4.16, 4.57	95.1
8.　その他	2件あり		

クレイジーと呼ばれる機器で世界を変える

竹下修由（たけしたのぶよし）
東京大学第2期フェロー、（株）ALIVAS共同創業者、医師

　私自身が消化器外科医であることもあり、チームとして消化器領域や泌尿器科領域を選択し、クリニカルイマージョン（医療現場観察）を実施しました。フェローシップにおけるトレーニングの甲斐もあり、膨大な臨床現場のニーズを発掘することができ、ニーズの分析や科学的なセレクションも順調に進みました。

　が、Ideation、いわゆるブレインストーミングによるコンセプト（技術的解決）を創出していくフェーズで大きな壁にぶち当たりました。アメリカ人のようにテンション高くクレイジーでSo coolなアイデアをポンポン出していくということに、典型的日本人である私はかなり無理があるなと思いました。HIP HOPのラッパーが国内に出現してきた時のような違和感でしょうか（知らんけど）。難治性便秘にフォーカスしつつも1ミリも面白いアイデアが出て来ない中、たまたま東大の居室に居合わせた第1期フェローの循環器内科医の医師とブレインストーミングをしてみることにしました。「臨床で遭遇する下痢」を片っ端から挙げながら、これを人為的に起こすと？もしコントロール出来たら？など、様々なディスカッションをしていくうちに、最終的なコンセプトを生み出すことが出来ました。

　「血管経由のアプローチで、健常人であれば下痢を起こしてしまう状態を創り出す」というコンセプトで、フェローシップ中に第1回目の動物実験を実施し、ポジティブな結果を得ることが出来たため、

ベンチャー企業としてプロジェクトを進めていくこととしました。消化管（ALImentary tract）と心血管（cardioVAScular）の領域を混じり合わせ議論した結果生まれたコンセプトということでALIVASという社名とし、現在、相談に乗ってくれた医師が社長となり開発を続けています。バイオデザインのアプローチとしては非常に画期的なコンセプトに辿り着くことが出来たと考えています。しかし、医療機器開発としては所詮スタート地点であり、これから様々なチャレンジに直面すると思いますが、世界を変えるソリューションを臨床現場に届けるべく邁進中です。

5

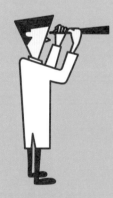

6

プログラム開始から
4年間の実績

　図表17にバイオデザイン導入の2015年から最初の4年間の実績をまとめてみました。「コメントおよび評価」は我々バイオデザイン主催者側のコメント等、「アンケート結果」はフェローにアンケートを実施したもので、「どちらでもない」を真ん中の3として、否定的な「ややそう思わない」を2、「全くそう思わない」を1、肯定的な「ややそう思う」を4、「大変そう思う」を5として、平均値を出したものです。

図表17　バイオデザイン導入実績

項　目	実数 / コメントおよび評価
資金	確保できた
教科書	772ページの翻訳・出版(バイオデザイン初版)
2015年よりプログラム開始	4年間
ファカルティ アシスタント 専門講師 フェロー	7名 　2名 39名 41名(42名入学1名退学。定員46名)
教育の実施	
医療機器	科目が包括的に整備されていることを再確認。
事業	科目は整備されているが、財務などを含めた事業化に向けてはフェローの教育背景の違いもあり十分には教えられなかった。要改善。
デザイン思考	大変苦労もあったがフェローは熱心に習得した。
チーム編成	重要性は理解された。5段階で4.78と高い評点。
チームラーニング	専門家等による支援が役立ったかは4.48と高い評点であったが、フラットな関係構築は難しかった。要改善。
アンケート結果(主項目に限定)	
バイオデザインに入学して良かった	4.80
ニーズスタートのプロセスを学べた	4.71
事業化について学べた	3.73
デザイン思考を学べた	4.36
ニーズの特定	2483件
医療機器イノベーションの提案	15件
特許申請	14件

6

図表18　キャリア別リーダー人材

キャリア	リーダー人材該当者		該当無し	合　計	リーダー人材比率
	①起業	②③リーダー的ポジジョン			
医師	10*	2*	4	16	75.0
企業派遣者	0	10	8	18	55.6
大学院生	1	0	3	4	25.0
自営業	1	0	0	1	100.0
無職	0	1	1	2	50.0
合　計	12名	13名	16名	41名	61.0%

注：「医師」で起業とプロジェクトリーダーの両方に該当する1名がいるが合計は1名とカウントした。

　バイオデザインプログラムの最終目標は、イノベーションを起こすリーダー人材の育成であることを述べました。4年という時間は人材の育成の観点からはやや短いことを承知の上で、我々は、バイオデザインプログラム全体がどの程度リーダー人材育成に寄与したのかを調査しました。ここでのリーダーの定義は、①起業した人、②バイオデザインでの活動が認められ、プロジェクトのリーダーになった人、③同様に活動が認められ組織の中で社長または社長により近いポジションになった人 ―― としました。調査した結果は図表18の通りです。10年ぐらい追跡調査をすれば妥当性の高い結果が得られるのではないかと思いますが、ともかく一度まとめたいとの思いから調査してみました。

　図表18とやや重複する数字もありますが、図表19に起業志向を高める（起業マインドを醸成する）ことに対するバイオデザインの有効性（実績）を数字で示しました。起業志向については第7章で詳しく述べますが、フェロー全体の起業志向は、入学時20.3％だったのが修了時は75.6％まで増えました。さらに、企業派遣者のフェローを除くと、起業志向者は95.7％と大変高い比率となりました。

図表19	起業とバイオデザインプログラムの有効性

実績項目	実　　数
修了生	41名
起業志向	入学時 12/41名(29.3%) → 修了時 31/41名(75.6%)
〈企業派遣者〉	入学時 2/18名(11.1%) → 修了時 8/18名(44.4%)
〈企業派遣者以外〉	入学時 10/23名(43.5%) → 修了時 22/23名(95.7%)
プログラムの有効性	起業志向を高め、有効性あり。
起業数	6社
起業者	12/41名(29.3%)
〈企業派遣者〉	0/18名(0.0%)
〈企業派遣者以外〉	12/23名(52.2%)
プログラムの有効性	起業志向を高めたことが間接的に起業を促進した。
助成金	2億3550万円
VCによる出資	4億1300万円
特許申請数	14件

注1：「起業志向」とは起業したいと思っている人。「起業者」は実際に起業した人。
注2：設立した会社数、助成金、ベンチャーキャピタル(VC)による出資は2021年2月末まで。ファ
　　　カルティにより1社起業されているが上記の表には含めず。

　また、実際に起業したフェロー（修了生）は全体の29.3%で、企業から
派遣された人を除くと52.2%となり、比較対象はないのですが、高い比
率であると考えて良いのではないかと思います。

（株）リモハブの立ち上げ

谷口達典（たにぐちたつのり）
大阪大学第1期フェロー、リモハブCEO、医師

小林茉莉（こばやしまり）
東京大学第3期フェロー、リモハブ取締役、歯科医師

背景

二人はバイオデザインプログラムの修了生。谷口氏は、プログラムで検討した遠隔・在宅医療を事業化すべく、修了後の2017年3月にリモハブという会社を設立した。小林氏は設立後に参加。2022年3月に上場会社であるエア・ウォーター（株）がリモハブの全株式の63%を取得。リモハブは新たなステージに突入した。二人は従来のままのポジションで経営に携わる。リモハブは心疾患の患者を対象とした在宅疾病管理プラットフォームを提供する会社。ITシステムで医師・病院側が、患者が自宅で行うリハビリをモニター（遠隔医療）し、患者の再入院率を低減させるという医療価値の実現を目指す。筆者がインタビュー形式で話を聞いた。

中尾：バイオデザインプログラムに参加した理由、ベンチャーを手掛けたいということで参加したのか、などについて教えてくれませんか？

谷口：たまたまお誘いを頂くことがあって、とりあえず迷うくらいならやってみるかぐらいの気持ちでプログラムに参加しました。それまでは会社を立ち上げることは考えたこともありませんでした。

小林：私も同じような経緯です。

中尾：リモハブを立ち上げた谷口さん、ベンチャーを考えていなかったにもかかわらず、最終的には事業化に踏み切られました。経緯を聞かせてくれませんか。

谷口：プログラムを進めて行くうちに心疾患の患者さんにこのようなシステムを提供できれば医療的に大きな意味があるという思いが生まれたことが第一です。それからまだ世の中にないという社会的意義を感じたこと、会社という箱を設立しないとそこに資金も集められないこと、などが立ち上げの理由です、ベンチャーもCEOも初めてでしたが。

小林：私は会社設立後に入りましたが、医療的な価値、患者に対する思いへの共感が最大の参加理由です。現在は治験、薬事、QMS（品質管理システムの規制）を主に担当しています。

谷口：バイオデザインでの体系的な学びがあり、その過程で少しずつ自分でも出来るような気がしてきました、というか勘違いしました。最初は資金調達のことやわからないことだらけでしたが、何とかここまできました。そういう意味で勘違いは大事です（笑い）。

小林：若い世代はベンチャーに対する敷居が低いようですが、自分の経験から、きっかけ、人との出会い、それを活かす自分のスキルが大事だと実感しています。特にアドバイスをくれる人や誰かと繋げてくれる人は大事であり財産です。

中尾：日本のバイオデザインでは、エクスターンシップというベンチャー現場を体験するユニークな科目がありますが、どんな感じだったでしょうか。

谷口：それが会社を立ち上げる直接のきっかけではないのですが、大変であるはずのベンチャーにもかかわらず、シリコンバレーの人たちは楽しく働いているなーという印象を持ちました。

小林：診療の都合で海外に出られず、大阪のリモハブでエクスターンシップをしました。これが一緒に仕事をするきっかけとなりました。

中尾：リモハブの製品づくりはどのようにして進められたのでしょうか。

谷口・小林：エルゴメーター（自転車型のリハビリ機器）の試作品づくり、遠隔医療を構成するアプリの開発をまず手掛けました。コスト、時間、QMS、治験など細かいことが多くありますが、すべて初めてのことでいわゆるOJT（On-the-Job Training）で進めて来たというのが実態です。医療機器の場合、製品やシステムづくりだけでなく治験などの臨床研究が不可欠で、今まさにそれらに取り組んでいる真最中です。

中尾：どのベンチャーもそうですが、お金の苦労はなかったのでしょうか。

小林：資金が枯渇してベンチャーが潰れる、即ち、スタートアップの生存率が低いと聞いています。リモハブの場合はチーム力と関係者の支援で何とかここまでやって来ましたが、会社のミッションに共感してもらったことが支援を得た大きな要因だったように思います。また、困難な状況や修羅場になったときもありましたが、それはある意味、自分の生き方を見直す機会にもなりました。

谷口：資金のことは初めての経験であり色々とありました。助成金、金融機関からの借入れ、投資会社からの資金調達など。でもそれはどのベンチャーも同じだと思います。医師である自分の場合、会社の運営のことなど全く知らなかったので、すべてがイチからの学びでした。あと、精神的に追い詰められたとき、神社に行ってお祓いを

受けたことがあります、神頼みではないのですが。やはりベンチャーはそれなりに大変です（笑）。

中尾：しかし、ここまで来た。何か全体を通しての感想を聞かせてくれませんか。

谷口：ゼロからの出発をした訳ですが、すべてが何にも代え難い経験です。知らなかったことが多く、それが故に事業を進めることの不安すら当初は感じていませんでした。色々な人との出会いがあり、初めての取り組みが多く勉強することばかりだったこと、自分のアンテナや思いを維持しながらここまでやれて来たこと、など結果として人生を豊かにしてくれたと思っています。ベンチャーをやってみて、当たり前ですが人の重要さを実感しました。特にメンバーの採用などもう少し早く積極的に取り組めば良かったという反省はあります。

小林：いつか CEO をやってみたい、もしくは CEO でなくても一緒にベンチャーで働いてみたい人には、やりたいことを見つけるためのアンテナを張りながら日々自分のスキルを磨いておくことをお勧めします。スキルがあれば自分の役目は見つかります。それと人との出会いやネットワークを大事にしてください。ベンチャーとは関係なく、どの世界にいようとそれは大事だと思います。

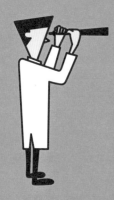

7

「その気にさせる」
起業教育

バイオデザインにおける起業促進要因

　日本の起業状況と一般的な起業促進（起業マインド醸成）要因、そして
バイオデザインにおける起業促進要因について述べます。

　2017年の『中小企業白書』第2部第1章第1節に起業の実態の国際比較が
述べられています。それによると、「開業率」（1年度に雇用関係が新規に
成立した事業所数/前年度末の適用事業所数）の割合（2001年〜2015年）
は、米国が10.4%〜9.3%、英国が11.7%〜14.3%、フランスが8.6%〜
12.4%の幅で推移しているのに対し、日本は4.4%〜5.2%と欧米諸国
に比べて一貫して非常に低い水準で推移しています（同様の傾向がその後
の中小企業白書でも示されています）。一方で、「起業無関心者」の割合
（2001年〜2012年）は、米国が30.0%〜22.9%で推移しているのに対し、
日本は75.8%〜77.3%と非常に高い水準で推移していることがわかります。

　また、別の資料では次のような調査結果が報告されています。起業家
率は米国7%に対し日本3%、事業を失敗することに対するおそれが強く
そのため起業を躊躇する成人人口の割合は日本49%（世界第4位）、起業
に有利な機会があると考える成人人口が日本7%、米国51%、英国41%
—— など。日本に起業志向が少ない理由として、「周りに起業家がおら
ず触れる機会がない」、「安定志向が根強い」、「失敗が許されない」など
と書かれていますが、どちらにせよ、このように日本の起業に対する意
識や起業率は欧米に比しかなり低位です。

　日本のこのような状況にあって、日本のバイオデザインプログラムは、
医療機器分野で起業マインドを醸成するような教育プログラムとなって
いるでしょうか。これを調べるため、データの信頼性や一貫性などの観点
から、『中小企業白書（2011年版、2014年版、2017年版）』と『ベンチャー

白書2019』を用いて、まず一般的な起業促進要因を調べてみました。要因は、「動機と目的」と「きっかけ」に分けられます。「動機と目的」は、中小企業白書から33項目（2011年版16項目、2014年版17項目）、ベンチャー白書2019から10項目をリストできました。また、「きっかけ」は、中小企業白書2017年版から男女各々全5項目（59歳以下）を、ベンチャー白書2019から7項目をリストできました。

　次にそれらの項目を、バイオデザインに関係する項目と関係しない項目に分けました。例えば、自己実現を目指したいとか、より高い所得を得たいとかの項目、それから結婚、出産、介護に関連する項目、自身で起業すれば解決されるような項目（勤務先でやりたいことができなかった、自分の裁量で自由に仕事したいなど）は、大事な要因でありますが、バイオデザインに関係しない項目として、起業促進要因から外しました。それらを分類してまとめたのが図表20と21です。

　ここからバイオデザインに関係する一般的な起業促進要因（動機、目的、きっかけ）として5つの項目が抽出されます。以下のとおりです。納得感のある要因ではないでしょうか。

①社会貢献したい。
②自分の持つ専門的な技術・知識（趣味や特技）を活用したい。
③アイデアを事業化したい。
④身の回りにいた起業家・経営者（親族、友人、先輩等含む）や成功した著名な起業家の影響（ロールモデルの存在）
⑤一緒に起業する仲間を見つけた、同じ思いの友人がいた。

　これら5項目をバイオデザイン教育（における起業促進要因）に対応させると図表22のようになります。即ち、日本のバイオデザイン教育は、

図表20　一般的な起業の動機と目的

バイオデザインに関係する項目
● 社会に貢献したい。
● 専門的な技術・知識(趣味や特技など含む) を活用したい、アイデアを事業化したい。

バイオデザインに関係しない項目
● 仕事を通じて自己実現を目指したい。
● 自分の裁量で自由に仕事をしたい。
● より高い所得を得たい。
● 経営者としての社会的評価を得たい。
● 年齢、性別に関係なく働くことができるから。
● 以前の勤務先の将来の見通しがくらいから。
● 時間的、精神的ゆとりを得るため。
● 親会社等の要請により。
● ほかに就職先がないから。
● 親や親戚等の事業経営者の経験からの影響で。
● 以前の勤務先の賃金が不満だから。
● 不動産等の資産を有効活用したい。
● 家事や子育て、介護をしなから柔軟な働き方ができるため。
● 家族との時間を増やすため。
● 親・親族の影響。
● 少年少女時代から起業家に憧れていた。

図表21　一般的な起業のきっかけ

バイオデザインに関係する項目
● 身の回りにいた起業家・経営者(親族、友人、先輩等含む) や成功した著名な起業家の影響(ロールモデルの存在)。
● 事業化できるアイデアを思いついたから。
● 一緒に起業する仲間を見つけた、同じ思いの友人がいたから。

バイオデザインに関係しない項目
● 勤務先でやりたいことができなかった。
● 勤務先の先行き不安・待遇悪化。
● 周囲(家族・友人・取引先等) に勧められた。
● 親、学校の先生、会社の上司、同僚、親以外の親族に勧められた。

医療機器という分野でありながら、日本の一般的な起業促進要因と一対一で呼応していると考えます。

一般的な起業促進要因とバイオデザイン教育の対比

一般的な起業促進要因	バイオデザイン教育
① 社会貢献	① 医療機器で医療貢献
② 専門的技術・知識などの活用	② 医療ニーズの選択とその技術的解決
③ アイデアを事業化	③ 事業化(イノベーション) の提案
④ ロールモデルの存在	④ エクスターンシップの実施
⑤ 一緒に起業する仲間、同じ思いの友人の存在	⑤ プログラム全体を通して構築されたチームメンバー、先生、先輩とのネットワーク

起業マインドの醸成

前章図表19でも少し説明したように、バイオデザイン第1期〜第4期修了生に起業に関するアンケート調査を行いました。全体としてみると、41名のうちバイオデザイン入学前に「起業したいと思っていた」は12名(29.3%)で、「思っていなかった」は29名(70.7%)でしたが、修了後には「起業したいと思う」が30名(73.2%)に増加し、「思わない」は11名(26.8%)となりました。

キャリア別に入学前と修了後の起業志向の変化(増加)を見ると、医師は7名から16名(全員)に、大学院生は2名から4名(全員)に、起業派遣者は2名から8名(8/18)に、無職は0から1名(1/2)に「起業したいと思う」が増えています(自営業は1名で変わらず(1/1))。

また、企業派遣者を除いた者の起業志向を見ると、23名のうち入学前10名だった起業志向(43.5%)が、修了後は22名(95.7%)に倍増しました。このことから、バイオデザインプログラムは、修了生に大きな影響を与え、起業マインドの醸成にも有効であることが客観的に示されたものと考えます。

総合的なイノベーション教育のプラットフォーム

　5つの一般的起業促進要因と日本のバイオデザインプログラムの関係、起業プロセスを図示してみると、バイオデザインが、起業マインドを醸成するとともに、起業に繋げる科目を教えるという総合的なイノベーション教育のプラットフォームとなっていることが明確です〔図表23〕。個別の科目教育や起業セミナーなどの取り組みも大事ですが、このような促進要因を踏まえて総合的に教育することが「その気にさせる」という意味で重要だということがわかります。

7

図表23　バイオデザインプログラムと起業プロセス

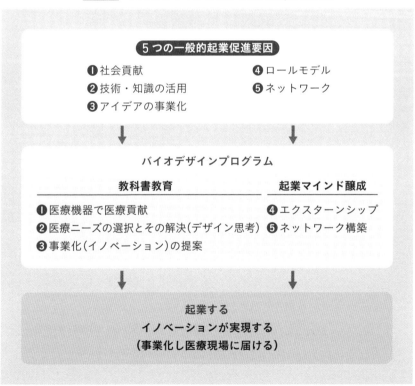

81

自ら起業して

梶山愛（かじやまあい）
東北大学アシスタントファカルティー、東北大学4期生、
クレインバスキュラー CEO

「ベンチャーはイケイケなのか？」と、もし聞かれたら、「真逆です！」というのが私の答えです。ベンチャーに憧れる人たちの夢を壊すかもしれませんが、医療機器イノベーションの事業はやりがいのある貴重な仕事であると伝えしたいし実感しています。

修士1年の時、周りの同級生と同じように就活サイトを眺めたりインターンに参加したりしましたが、生意気な性格の私は正直全く心が揺さぶられませんでした。そんな時、偶然出逢ったのがバイオデザインでした。初めは、"医療・健康の分野において自分が心底やりたいと思える仕事がしたい"と、そんなことをふわっとぐらいにしか考えていませんでしたが、幸運にも素晴らしいチームメンバーと環境に恵まれ、プログラムを進めながら、具体的な医療なり患者のニーズは何なのか、解決方法は、と検討をしていくうちに、新規性のある開発案を創り出すことができ、イノベーション事業を立ち上げることを決断しました。

新しい、ユニークなコンセプトのメディカルデバイスを製品化するとなると、開発環境や評価指標ですら自分達で確立する必要があり、そのための地道な作業が多く出てきました。医療機器の場合、想定した臨床試験結果が得られることが事業の成功の条件であり、その時点まで成功（＝バイアウト）は確約できないというプレッシャーで精神的に押し潰されそうになることもあります。それでも今やるべきことを

粛々とこなすというのがスタートアップの日々の状況であり現実です。

　現在、プロトタイプ作りと動物実験に取り組んでいますが、立ち上げ時には分からないことが多く苦労しました。開発に必要な資金集めが第一歩です。これから成果を出していくという新規プロジェクトに対し目を留めてくれる助成機関が少ないというのが現実ですが、とにかく多くの助成に応募する、医療ニーズや開発機器の特徴を効果的に書く、実証結果を示すためのロジックを記述する、などにトライしたものの、失敗続き。しかしそこから採択のコツを学び資金を確保することができました。お金の次は協力者や設備です。オモチャのようなプロトタイプを片手に専門医、工学研究者、試作品造りのメーカーにアプローチしました。こんな若者にできるのかという目で見られることもありましたが、足を運び、心折れずに熱意を持って製品の魅力を伝え、協力者を見つけることができました。現在でも材料や手術方法の試行錯誤が続いていますし、組織の理不尽な規則にぶっつかったり、先生のお叱りを受けたりしています（先生のご機嫌に注意しながら実験を進めることも重要なのですが（笑））。でもこの製品を最後まで引っ張っていけるのは自分しかないという思いで乗り切っています。

　ベンチャーの日常はドラマで見られるキラキラしたイメージとはかけ離れています。ビールサーバ付きのオシャレなシェアオフィスで働くこともなければ、仕事後に仲間とパーティーをやることもありません。しかし、医療ニーズを解決する世の中にない機器を開発したいという、未熟者のチャレンジに対し、共感し協力してくれる人がいるというのは本当に有難いことです。安定を棒に振った生活に不安を感じることもありますが、起業していなかったらとても得られないような経験をさせてくれる、そうした人たちの恩に応えたいと思うと再びやる気が漲ってきます。そんな奮闘の日々が堪らなく楽しいのです。

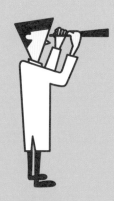

8

起業するときの
留意点

　起業するにあたっては、少なくとも①どんな医療ニーズに応えたいのかはっきりしていること、②そのニーズに対してこんな技術で解決するという概念・アイデアの実現性を論文やロジックで示せること（Proof Of Concept：POC、概念実証）、加えて③特許（IP）を取得できる可能性があること、他の特許を侵害しないこと —— が必須です。これを医療機器起業の三種の神器と呼んでいます。医療ニーズ、POC、IPです。

　三種の神器が揃う、そして会社（ベンチャー企業）を設立することになりますが、次はベンチャー企業の運営です。人、物、お金の3つを会社運営の鍵と言いますが、医療機器のベンチャー企業では何が大事でしょうか。ベンチャー企業に出資する投資会社（ベンチャーキャピタル＝VC）などがアーリーステージと呼ぶ初期の段階で考えておくべき項目について触れたいと思います。

資金

　ベンチャー企業のアーリーステージではベンチャーキャピタルから出資してもらうのは難しいのが常です。海のものとも山のものとも判断がつかない時、VCはほとんど手を出しません。ご自身、友人、エンジェル投資家で資本金が集まったとしても、最低限の実験を誰かにパートタイムで手伝ってもらうことなどを考えると資本金に加えて一定の運営資金が必要です。なるべく返済の必要がない、特に大学の研究助成金、一般の財団の助成金（年1回の応募などが普通、そのタイミングを逃すと翌年まで待たなければならない）などに早くから幅広く応募し、一定規模の助成金などの資金を確保することをお勧めします。タイミングを見て申請を行い、審査、承認、そして着金というステップになりますが、結構時間がかかります。早ければ早いほど良い、ということになります。

人・ネットワーク

　次に人について。すべてを自分だけでやろうとしないこと、また、一緒に起業した友人と2人だけで全部をマネジメントしようとしないことです。医師、エンジニア（CTO）、資金などをマネジする人（CFO）、経営をマネジするトップ（CEO）が必要です。これは最低限の陣容です。性格は良いけど仕事はいま一つという人もいますし、逆のケースもあり、仕事の能力や社内での人と人との相性の問題はどの組織にもつきものです。

　資金がある程度確保できているのであれば多少の自由度（メンバーの入れ替え）はありますが、そうでないと鶏と卵状態になってしまい、何もできない時間が流れていくだけになってしまいます。資金はある程度確保する、その上で人材については良いメンバーを確保する、場合によっては覚悟の上でメンバーの入れ替えをすることが必要になります。

　もう1つ、人的ネットワークについて。医療機器、経営、ベンチャー、技術、資金などに詳しい人を探しておくことです。チームのメンバーだけで会社を進めるには限界がありますし、壁にぶつかる状況も十分予想されます。人的ネットワークがこれを解決してくれることが往々にしてあります。そのようなネットワークを構築しておくこと、もしくはそのようなネットワークを知っている人を捕まえておくことをお勧めします。呼び方は色々（アドバイザー、コンサルタント、メンター）です。例えば、ご自身がCEOである場合、会社経営の経験者に是非参加してもらってください。その人からのアドバイスは、ヨチヨチ歩きのCEOにとって貴重なインプットになるはずです。人的ネットワークを持っておくことは、資金やメンバーと同じぐらい重要です。

8

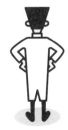

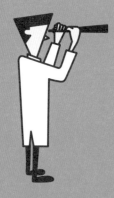

9

医療機器市場に
参入するには

医療機器市場の特徴

　医療機器市場の大きな特徴は、ともかく機器の種類が多いということです。商品コード（Stock Keeping Units：SKU）でいえば、おそらく100万種類は下らないと思います。しかも、それぞれ技術も違えば材料も違います。材料のプラスチックや金属も多くの種類がありますし、電気や電子部品、ITやAIのソフトもあります。製造の仕方も色々です。

　現在は病院でなく家庭で使うヘルスケア商品も多く出ています。スマート・ウォッチなどもそうでしょう。禁煙アプリ、体重管理や血糖管理などのアプリなども出てきました。ITネットワークを利用した専門医と患者をつなぐソフト、それからAIを使った画像診断などもあります。機器というとIT関係のものを見落としがちですが、このようなITを利用した「医療機器」の広がりに伴い、英語では“Medical Devices”から“Medical Technologies”（Medtec）という表現に変わりつつあります。

　医療機器の全体感を把握するために医療機器の市場規模について述べます。KPMG International“Medical Devices 2030”とみずほ銀行『みずほ産業調査Vol.66日本産業の中期見通し－向こう5年（2021−2025年）の需給動向と求められる事業戦略－』を見ると、2020年の世界の医療機器市場は約4240億ドル～4830億ドル（当時のレートで約46兆円～53兆円）と推定されています。新型コロナウイルス感染症（COVID-19）の影響が明確になった後に書かれたレポートでは2020年は前年比マイナス成長としているものもありますが、前記2レポートと“Evaluate MedTech World Preview 2018, Outlook to 2024”では、いずれも2023年、2024年、2030年までは年率5%超の伸びを予測しています。

　医療および医療機器の需要は、一人当たり国民医療費をベースに判断

することになりますが、上記レポートの医療機器市場の予測は、特に中国とインドの人口増、中国や発展途上国の一人当たりGDP（国内総生産）の伸びを予測してのものだと思われます。

　日本の医療機器の市場規模は、2020年の薬事工業生産動態統計によれば2.4兆円（生産金額）ですが、先のみずほ産業調査では、2024年には4.4兆円（2019～2024年の年平均成長率2.1%）と増加の見通しです。ただし、日本では、2025年に団塊世代が全員75歳以上になる、いわゆる2025年問題がありますから、それとその後の長期の人口動態と医療需要を注視して判断する必要があります。一方で、世界の医療機器市場は今後も長期的にミッド・ティーン（10%台半ば）というレベルで伸びることが予測されており、医療機器は今後も成長が期待される産業だと言えます。

　以前、日本の医療機器市場は世界市場の10%を占めると言われていましたが、中国市場などが大きく伸びているため、その比率は現在約8%程度です。しかしながら、だいたい世界市場の10分の1が日本市場の大きさであると覚えておいて良いと思います。

　付加価値という面で医療機器産業を見ると、比較的高いといえます。大雑把に言えば、医療機器メーカーの営業利益率は10%～20%です。

　以上が医療機器市場の特徴です。筆者は医療機器市場に参入したいと考えている企業が増えている、と実感しています。では、参入に関して何を検討すべきなのか、この点について述べてみたいと思います。

戦略的フォーカス

　強調したいのは、戦略的フォーカスです〔図表9、12：科目1.1〕。

　医療機器というのは医療に関与しますので、当然のことながら日本だけでなくほとんどの国で製造販売等に関する規制があります。規制は、新規参入企業にとっては参入障壁となるでしょうが、既参入起企業にとっては逆に防護壁となるという見方もできます。どちらにせよ、許認可、製造販売業、品質管理などの規制については一定の勉強をし、かつ専門家を活用すればマネジすることは十分可能です。ただし、規制はクリアしなければならない項目ですが、対応できたとしてもそれは前提条件ですので、事業を成功させる要因とは別です。

　既に述べたように医療機器は千差万別、数多くの種類があります。参入するなら具体的にどの疾病分野を考えるのか、内科なの外科なのか、どのような機器を考えているのか、自社の強みを生かせる対象は何なのか、競合はどうなっているのか、などを検討し、決めなければなりません。これを戦略的フォーカスと呼びます。

9

　疾病分野とか機器の候補が何もなく、白紙で市場参入するということは実際にはないと思いますが、参入するなら最終的に自社もしくは自分はどのような医療機器を開発し提供したいのかという、簡単しかし最も重要な質問に答える必要があります。それはたまたまそういうものに出会った、トップや担当者の思いであって良いと思います。家族の病気を治療したいという熱意を契機に開発が手掛けられた医療機器の例は国内外を問わず幾つもあります。しかしながら、きっかけはそれで良いとして、参入するには一定の調査、検討は必要です。調査し、検討すべき項目をリストします。

① 市場規模

対象の患者数、症例数
対象市場（国内だけか、欧米中などの海外も対象か）

市場の金額規模

② 自社の強み

技術、製造、販売
部品か完成品か。

③ 疾病・診断・治療・処置の分野

医療的な意義（どのような医療ニーズに答えられるか）。例えば、治療
成績や診断精度を向上させられる、治療等の時間を短縮できる、痛みを
軽減できる、医療コストを下げられる、使い勝手が良い、など。これが
当然、事業対象になります。

④ 競合地図

国内外の競合メーカー
競合に勝てると考える理由

⑤ どのような人材で取り組むのか（最も重要な点です）

技術者や医療の専門家は当然必要ですが、事業としての観点を議論で
きる人も不可欠です。医療の専門家とは具体的には医師、看護師、放射
線の技術者、セラピスト、病院の事務の方々です。良く見聞きすること
ですが、〇〇先生に頼まれて作ったけど、購入してくれない、△△先生
と一緒に開発したけど事業にならないというケースがあります。日本で
は、士農工商的な意識を持つ医師もいますから注意が必要です。同じ目
線で技術開発をする、事業開発をするチームとして一緒に取り組むこと
のできる医師を選ぶことが重要です。

チームを編成してください。医療・技術・事業などの人材はマストで
す。メンバーが同じ目的に向かってパッションをもって取り組むことが

できるかどうか、ここが鍵です。各々の専門はあるにしても、全メンバーが互いの領域を一定レベルで共通理解していることも大事です。

⑥必要資金

戦略的フォーカスを検討している段階では、まだ必要資金を詳細に計算する必要はありませんが、調査活動に必要な資金は最低限、確保する必要があります。

開発から市場導入までの時間はこの時点では正確なことはわかりません。開発する機器により許認可のクラス（Ⅰ、Ⅱ、Ⅲ、Ⅳ）が違ってきますので、どのクラスの許認可が必要か、臨床試験が必要かどうかだけでも議論し、3年、5年、7年ぐらいの大雑把な見通しを立てるだけで良いと思います。

⑦人的ネットワーク

チームのメンバーだけで知りたい項目すべてをカバーすることはまずできないでしょう。その時に誰か聞ける人（経験のある人、その分野に詳しい人など）がいることが大事です。機会のある時に少しずつ人的ネットワークを広げることです。

チームメンバーはどうしても目前のことへの対応で手一杯になってしまいますが、経験のある人であれば事業に辿り着く最後の段階まで見通せます。人的ネットワークの有る無しがプロジェクトの成否に大きく影響します。

まずは大雑把にでも戦略的フォーカスを検討し、対象とする疾病分野や医療機器を決めることです。次にチームでの議論、医療従事者に対するヒアリング、学会や論文の調査、業界の調査を進める、などをしてい

9

けば徐々に様子がわかってきます。可能であれば医療現場の観察にもトライしてください。これから医療機器市場に参入したいという会社や個人の場合、病院の許可を得るにはある程度信用なり紹介がないと難しいと思いますが、試してみる価値はあります。医師の説明からだけでは得られないことを現場から教えられることは良くあります。ともかく、壁にぶつかるまで検討を続けてください。中途半端にしないことです。当たりをつけた分野、機器の検討が思わしくない結果になったとしても、それは仕方のないこと。大事なのは次の分野、次の候補機器に進むことです。一度でも出来る限りの調査や検討をしたのであれば、そのことが必ず次に生きます。どの仕事も同じですが、繰り返して前に進む根気とパッションが不可欠であり、そうすれば必ず成果は現れます。

　深掘りをする。ダメであれば対象を切り替えて次に進む。そうすれば、前の深堀りの経験が必ず生きます。

9

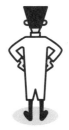

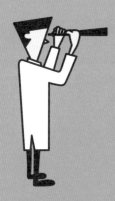

10

医療機器産業の
エコシステムを考える

　エコシステムのキープレイヤーは誰でしょうか。突き詰めて言えば、イノベーターと投資家です。ただし、実際にはキープレイヤーの活動を支える多くの人材とノウハウが加わって全体のエコシステムを形成しています。

　キープレイヤー、特にイノベーターの活動を支える人材としては、動物実験やカダバー試験、臨床試験（治験）、許認可規制の専門家、FDA（米国食品医薬品局）のガイドラインに即したソフトを開発できるIT（情報技術）エンジニア、FDAの規制を熟知している材料供給者、医療機器の特許や契約に詳しい弁護士、さらに医療機器ベンチャー企業の経営経験者などが挙げられます。具体的には、動物実験や治験を安全性と有効性の観点からどう組み立てたらよいか、FDAの規制を満足させる電気系の設計はどのようにしたらよいか、許認可規制・安全性・機能性、さらに入手しやすさやコストの面からどの材料を選択したらよいか等々を熟知している人達です。日本では、このような人材はほとんど既存の医療機器メーカーにしかいませんし、医療機器事業の経営を経験した人、グローバル展開を手掛けた人、実際にM&A（企業買収）に取り組んだ人に至っては片手で数えられるぐらいしかいないのが実情です。

　もう一人のキープレイヤー、投資家についてはどうでしょうか。日本にもベンチャーキャピタル（VC）は多くありますが、医療機器分野に特化しているVCは一社ぐらいしかないのではないでしょうか。米国の場合、医療機器分野専門のVCが数多くあります。VCを運営する人達にも医療機器に関わる一定の知識やノウハウは必要です。

　米国のシリコンバレーは、そのようなキープレイヤーとキープレイヤーを支える人材やノウハウが集合し、循環する医療機器産業のエコシステムが成り立っています。もともとは1950年代ぐらいから半導体関連の企

10

業が集中的に進出してできた地域です。同地域では、現在医療機器のエコシステムが形成されていますが、筆者は医療機器のエコシステムがここまで来るのに20年から30年ぐらいを要したと推測しています。米国にはこのほか、テキサス、ミネソタ、ボストン地域にも同様のエコシステムが存在します。それらの地域では、イノベーター、資金、ノウハウを持った専門家集団の集まりがイノベーションエコシステムを成立させているわけです。

　では、どうしたら日本で医療機器産業のエコシステムが形成されるでしょうか。

　国立研究開発法人日本医療研究開発機構（AMED）が「医工連携イノベーション推進事業」を始めたり、国内VCが医療機器ベンチャー企業に対する投資を増やし始めたりするなど、日本にも良い兆しはありますが、それだけではエコシステムの形成に十分とは言えません。やはり核となる医療機器のイノベーターが増えることが必要です。この観点から、イノベーターの育成を担う大学の役割は大変重要です。大学関係者にはぜひバイオデザインのような実学の教育プログラムを大学教育に導入し、医療機器開発の人材育成に取り組んでもらいたいと思います。特に、医学系、理工学系、経営学系の教育プログラムを実施している大学にはぜひお願いしたい。数年でもバイオデザインプログラムを展開すると、自ずと修了生達のネットワークができますし、彼等が医療機器産業の人材プールとなります。世界の医療に貢献する人材教育は、大学の価値ある、誇りある活動になるのではないでしょうか。

　こうしてイノベーターが育成され、スタートアップが増えてくると医療機器専門のVCに対する需要も高まるため、投資家の方から本格的なエコシステムの動きが出てくるでしょう。ものづくりに関しては、例え

ば中小製造業1万8000社が会員登録している株式会社NCネットワークが運営する製造業のネットワークを利用することも考えられます(「ものづくり」という言葉を使いましたが、ITやAI(人工知能)も含めます。この関係のスタートアップも多く出てきました)。地方の大学がバイオデザインのような実学教育プログラムに取り組む、製造業と連携するなどの動きが生まれれば地域経済の活性化にもつながります。

　米国でもエコシステムは長い道のりを経て今日の状況に至りました。一朝一夕には形作られるものではありません。起業マインドの低い日本では、とりわけマインド醸成も入れた人材教育を時間がかかっても継続して行うことが必要です。即ち、キープレイヤーとそれを支援するノウハウを持った人の基盤を作っていくことです。そうすることで、産業の裾野が確実に広がる流れが作られていくと思います。まとめると、イノベーターが生まれ、投資家が対応し、それを中心に経営や技術の人材が広がり、エコシステムが形成されていくということです。

10

　人材育成には時間がかかります。ただし、少しでも人材育成の流れができれば大きな河になっていきます。「急がば回れ」を合い言葉に、関係者の方々とエコシステム形成というミッションのために尽力する。それは社会的にも意義のあることだと考えます。

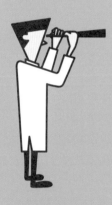

11

医療機器産業は
日本に向いている

医療機器産業は日本に向いている。筆者はそう考えます。

医療機器のグローバル市場は伸びています。今後も成長は持続するものと思われます。技術の進歩、世界の人口動態の推移、1人当たりGDPの上昇による医療ニーズの需要増がその理由です。少なくともここ50年くらいは、この成長が持続すると予想されています。既に述べたように、医療機器は経済変動の影響を受けにくい分野であり、また総じて付加価値の高い産業分野であります。

医療機器の市場では、確かに欧米メーカーが優位にあることは事実です。貿易収支の観点から見ても日本は輸入超過になっています。この事実だけを捉えて日本の医療機器産業が弱いと結論付ける見方がありますが、輸入が多いのは、筆者は疾病構造の歴史的違いが大きな理由の1つだと考えています。欧米で循環器系の疾病が大きく増え始めたのは1960年頃からですが、その頃日本で多かったのは消化器系の疾患です。日本で循環器系の患者が増え始めたのは1980年頃から、欧米的な食生活が広がってからのことです。電気工学を利用した心電計やペースメーカ、肥満などで発症する変形性膝関節症に対する人工膝などはそのような時代背景があり欧米で生まれました。それを日本が輸入するようになったわけです。ですから、日本である領域の医療機器の輸入が多いのは、競争の結果というよりも疾病構造の歴史的違いという要素が強いと考えています。

とはいえ、欧米、特に米国のメーカーが強いのは事実、その通りです。では、何故、医療機器産業は日本に向いている、日本に強みがあると考えるのか。

ものづくりです。これは日本の強みです。ものづくりに偏重してはダ

メですが、やはり知れば知るほど、日本では誇りを持ってものづくりの仕事に取り組んでいる多くの人達がいることを実感します。ドイツにもまだそのような文化があると聞いています。今後も、日本はこの価値観を大事に守っていくべきだと思います。

　医療機器をつくるには様々な技術や材料が必要です。電気・電子・IT等の技術のほか、化学・機械・物理等の技術も必要ですし、ものによっては様々な金属やプラスチックといった材料も必要です。医療機器産業は、幅広い技術や材料の基盤を持った日本に向いている産業だと言えます。

　また、医療機器産業は、半導体のように大規模な投資や設備を必要としませんし、技術は日進月歩ですが、医療に使われるという特殊性もあり、「ムーアの法則」のような展開スピードはありません。日本の中小企業に向いた分野だと言えます。

　今後も人口の高齢化が続く日本は、ある意味、医療需要の将来を先取りした課題先進国です。これも大きなプラスです。日本はこの大きな課題をどうマネジしていくのか、世界から注目されています。マイナス要因の高齢化をプラスに転換することは十分可能と考えますし、課題先進国の日本こそ、世界に対しリーダーシップを発揮すべきでないでしょうか。

　さてこのように話しを進めていくと「では何故今まで誰も取り組まなかったのか」という質問が出てくると思います。「何故そうしなかったのか」という過去形の問いに多くの「答え」があるのかも知れませんが、筆者はそれよりも、日本で医療機器産業の幹を大きく育てるにはどうしたらよいか、医療機器産業を前進させるにはどうしたらよいか、という質問に対する答えを考えることが現実的であり、より重要だと思います。

　そしてその答えは、一言でいえば、行政と大学が連携して本気で取り組むこと、だと思います。そうすれば自ずと結果を生むものと確信しています。バイオデザインという医療機器に関する総合的な起業教育プラットフォームがあり、既に8年近くの実績があります。これを利用し、大学が"No Business, No Innovation"をベースとして医療機器イノベーションに取り組むこと、それを行政が短期でなくある程度の時間のスパンをもって支援することです。行政も中央に限らず地方も含め、医学部や工学部のある大学と連携してイノベーションに取り組んで行くのです。この取り組みには文系の方々にも参加してほしいですし、それから社会人、とりわけ中小企業の方々にも参加してほしいと思います。地方の活性化にも必ずつながります。成功例が見えてくると小さな流れが生まれ、大きな河になっていきます。行政からの助成金は多額である必要はありません。大事なことは継続です。「急がば回れ」の人材育成です。欧米ではこのような動きはまだ見当たりません。

11

　世界経済における地位の低下が長期にわたって続いている日本ですが、医療機器産業は、日本がイノベーションを通して世界の医療に貢献できる素晴らしい取り組みです。行政と大学がこの点を認識し、ミッションとして取り組めば間違いなく大きな産業の流れを形成でき、世界的な評価を受けるものと考えます。

むすび

　医療機器のイノベーションについて話しを進めてきましたが、医系であれ、理系であれ、文系であれ、自分が関わってできた医療機器が国内はもとより海外でも使われることになれば、それは自分が世界の医療に貢献できたことを意味します。チャレンジし甲斐のある仕事です。医療機器の開発を通して目の前にいる患者さんだけでなく、世界の患者さんを助けることができたらどんなに素晴らしいことでしょうか。医療に貢献できる、患者さんを助けることができる医療機器イノベーションに携わる、そのために起業する、そして教育プログラムであるバイオデザインを受講するということを考えてみてはどうでしょうか（フェローから授業料を頂いておりません）。

　企業にとっては事業の観点は何をするにしても不可欠です。一方、大学の教育プログラムを見るとややこの点が弱いという感じを持ちます。大学の大きな方針として実学は扱わない、研究で行くということであればそれは理解できます。もちろん研究は大変重要ですが、もし大学発でイノベーションを起こしたいのであれば、大学で誰かが具体的なテーマに着手し、事業化することが必要です。そして、やはり関連の実学教育、人材育成に継続的に取り組むことが必要です。No Business, No Innovation が基本です。

　筆者は、若い人に期待します。彼らのエネルギー、経験に囚われない発想、世界を知らない恐れ知らずな発想と行動、ジャンプ力は若い人にはかないません。そういう意味で若い人の育成が最重要です。筆者も、関係者と連携し若い人達を応援していきたいと思います。

　なお、この本を読まれて、賛成する部分、そうでない部分を感じた方、異なるご意見をお持ちの方が当然いらっしゃると思います。ぜひご意見いただきたいと思います（中尾のメールアドレス：2233hiro@gmail.com）。そういった方々との意見交換の場を得て、皆様の叱咤激励を得ることができればこれ以上幸せなことはありません。

あとがき

　イノベーションはどの国であれ経済の成長にとって大変重要な要素です。特に停滞する日本にとっては生命線とも言える事柄ではないでしょうか。

　筆者は、No Business, No Innovation を唱えています。第1章で述べたように、イノベーションを、インパクトのある新しい価値を社会に継続して届けることと定義しています。社会実装、実用化、商業化と言ってもよいですが、事業化して社会に役立つことはイノベーションの大前提条件です。事業というと金儲けの話という印象があるせいか、大学などでは経営学修士（MBA）課程を除いてあまりこの表現は使われません。しかし、社会に新たな価値を持続的に届けられるもの（事業）でなければそれは Innovation ではありません。大学のサイトなどを見てもそのような趣旨の学部なり科目はないようです。ある大学にバイオデザインの導入をお勧めしたところ、「我々は実学を嫌う傾向があるんです」という回答でした。確かに大学は一般的にそうした傾向はあるのでしょう。しかし、一方でその大学は資金運用をしていてベンチャー投資をしていました。何かちぐはぐですよね。実学が良い、悪いということではなく、大学として何を達成したいのか、失礼ながらこの基本的な観点が抜けているような感じがしました。イノベーションに関わろうとするのであれば実学（事業）教育にも取り組むべきではないでしょうか。

　イノベーション教育は、総論的なアプローチでは効果や結果を得るのが難しいのではないかと考えています。ですから、例えば、IT、生産方式、学校教育、再生医療、宇宙技術、地方再生、観光などというイノベーションを起こそうとする具体的な対象分野があってこそ、教育が効

果を持つのではないかと考えます。バイオデザインの場合、具体的な対象は明確で、医療機器ないしメドテックを対象としたイノベーションに取り組むわけです。また、それは具体的に事業にするべく取り組まれるものであり、最終的に、社会への価値提案に向けた第一歩となる、起業に導くための人材育成プラットフォームを目指しています。

　バイオデザインの教育プログラムは、「医療機器」、「事業」、「デザイン思考」の3つの要素で構成されています。イノベーションの実現には、これしかないという唯一の方法はありませんので、もちろんこれ以外の教育方法もあり得るでしょう。確かにバイオデザインは、まだまだ改訂が必要な事項は数多くあります。しかし、一定の効果・実績がようやく出始めてきました。より良いプログラムにするために継続して研鑽を続けていきたいと思っています。

　現在、世の中には医療機器だけを教える、事業だけを教える、デザイン思考だけを教える個別セミナーはありますが、それらを総合したようなものはありません。大学教育では、若い方々を対象とした包括的な教育をお勧めします。最終的な事業化、社会での価値提案の形を明確に意識した上でのプロジェクト立ち上げの視点を学ぶことで、医療機器開発の典型的な失敗を避けて成功確率を高めることができると考えています。大学や行政の関係者にこの観点を強く意識してほしいと願っています。

　第7章「その気にさせる」起業教育で総合的なイノベーション教育のプラットフォームを示してみました。起業そのものは個人的な決断でありますが、大事な点はフェロー（生徒）をその時点まで引っ張って行くことです。具体的な内容も揃ってきたしやはり起業すべきだ、起業したいなと、その気にさせることも教育には必要だという意味でそのような表現を使いました。

日本はリスクを取らない、リスクを嫌う社会だとか、失敗した人に厳しい社会だとかいう議論があります。そして、日本の人達は欧米の人達に比べ起業精神が乏しいと言われており、統計を見て事実その通りだと思います。しかし、それが本当だとして、リスクを取る社会や失敗した人に寛容な社会に転換するための政策なり対策を本気で考えるべきなのでしょうか？　原因を探ることよりも、まずやるべきことは、意欲のある人達に教育を提供し、具体的なテーマに取り組んでもらうことだと思います。加えてマインド、即ち気持ちが大事です。「百聞は一見にしかず」ではありませんが、我々はバイオデザインプログラムで、シリコンバレーのベンチャー企業にフェローを連れて行きました。実績やアンケートに示されている通り、効果はあります。やはり、「百聞は一見にしかず」、イノベーションの現場を見せる、感じさせることで、「そうかあの連中がやっているのであれば俺でも、私でもできるのではないか」という気持ちになります。見てもらう現場はもちろん国内のベンチャーであっても良いと思います。その人達に会う、活動に触れる、それだけでもマインドは変わります。マインド醸成についても教育プログラムの対象として組み込んで良いのではないでしょうか。第7章の図式をあえてここに再掲します〔図表23〕。

　医療機器、即ちメドテックは、国を挙げて取り組んでほしい産業分野です。何故か。少子高齢化、縮小社会、国際的な地位の低下などを考えた場合、アイデアが大変大事である、大きな資本投下を必要としない、ものづくりが強い日本に合っている、世界の医療に貢献することができる、という日本にとって貴重かつ価値ある産業分野だと思うからです。でも既に欧米との競争に負けているのではないか、という議論があります。確かに数字だけ見ると輸入超過になっていますし、売上規模も特に米国企業に比べ大きく水を開けられています。結論から言えば、競争に負けているのではなく、まだ本格的な競争をしていないというのが実態

図表23 バイオデザインプログラムと起業プロセス（再掲）

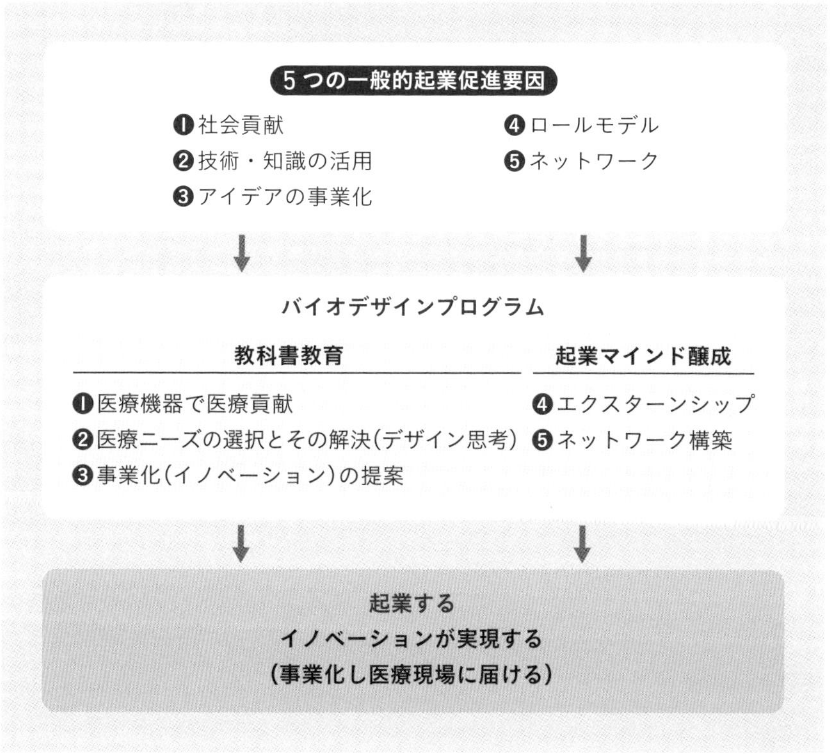

5つの一般的起業促進要因

❶ 社会貢献　　　　　❹ ロールモデル
❷ 技術・知識の活用　❺ ネットワーク
❸ アイデアの事業化

↓

バイオデザインプログラム

教科書教育　　　　　　　　　　起業マインド醸成

❶ 医療機器で医療貢献　　　　　　❹ エクスターンシップ
❷ 医療ニーズの選択とその解決（デザイン思考）　❺ ネットワーク構築
❸ 事業化（イノベーション）の提案

↓

**起業する
イノベーションが実現する
（事業化し医療現場に届ける）**

です。第11章で述べたように、巨大市場の循環器分野や整形外科分野の疾病が欧米では先行したという歴史が大きな要因となり、結果として現在の競合状況になったということです。

　一方、国内の大学もようやくここに来てこの分野に目が向いて来ましたし、この分野に参入したいという企業が増えつつあります。大学と産業界が、徐々にであれ、その方向に着実に前進すれば、必ず一定の国際的な地位を得られます。関係者が世界の医療に貢献するというミッションを共有し取り組むことです。動けば必ず結果は得られます。

医療分野の方だけでなく工学系の人、文科系の人でもイノベーションに関わりイノベーションを実現できる、世界の医療に貢献できる、そこがメドテックの良いところです。こんな素晴らしいプログラムはそんなに多くありません。一緒にやりませんか。

本書は、国内の4つの大学へのバイオデザイン導入に取り組んだ中尾とバイオデザイン教育のファカルティである八木の共著によるものです。内容については、東京女子医科大学・早稲田大学共同先端生命医科学研究所の教授の方々のご指導も受けました。体験談については、梶山愛氏、西内大祐氏、二松史哉氏、中川敦寛氏、竹下修由氏、桐山皓行氏、谷口達典氏、小林茉莉氏のご協力が得られました。出版を快く引き受けて下さったのは薬事日報社の河辺秀一さんです。校正はもちろんですが、内容の確認、文章の読み易さなどについて大変お世話になりました。また同社スタッフの大野陽々莉さん、竹内沙紀さんが実務に携わってくださいました。これらの方々に深く感謝の意を表します。皆さんありがとうございました。

2023年2月

中尾浩治
八木雅和

著者紹介

中尾浩治 （なかおこうじ）

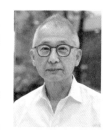

　広島県尾道市生まれ。慶應義塾大学法学部卒業、早稲田大学大学院先進理工学研究科生命医科学博士。医療機器メーカーの株式会社テルモに入社、2016年同社代表取締役会長および日本医療機器産業連合会会長を退任。2015年、東北大学、東京大学、大阪大学の3大学にバイオデザインを導入、現在もフェローにメンタリングを行う。日本医療研究開発機構（AMEDの審査に関わる。現在は、日本バイオデザイン学会特別顧問の他、メドテック関係の会社やベンチャーなどの社外取締役、アドバイザーを務める。他に現代アートのコレクション、アートプロジェクトに関わる。

　連絡先：2233hiro@gmail.com

八木雅和 （やぎまさかず）

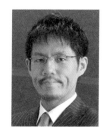

　和歌山県和歌山市生まれ。2003年東京大学工学系研究科・電子工学科にて博士課程終了後、大阪大学大学院歯学研究科、医学系研究科にて、生体の数理モデリングおよび専門家の知識を実装した意思決定支援システムに関する研究に携わる．2014年、スタンフォード大学でバイオデザイン・グローバルファカルティ研修を修了後、ジャパンバイオデザイン立ち上げに参画しプログラムダイレクターに就任、医療機器イノベーション人材の育成に携わっている。「スタンフォード大学BIODESIGN 第2版」の翻訳に総監訳として関わる。

デザイン思考と医療機器イノベーション
誰もが世界の医療に貢献できる!!

2023年3月3日　発行

著　者　　中尾浩治　八木雅和

発　行　　株式会社 薬事日報社
　　　　　〒101-8648 東京都千代田区神田和泉町1番地
　　　　　電話　03-3862-2141（代表）

制作・印刷　クニメディア株式会社

Printed in Japan ©2023 Koji Nakao, Masakazu Yagi　ISBN 978-4-8408-1611-3